Les secrets d'un urgentiste

*

Lady ou docteure

CAROL MARINELLI

Les secrets d'un urgentiste

Traduction française de
GABY GRENAT

BLANCHE

HARLEQUIN

Collection : Blanche

Titre original :
UNLOCKING THE DOCTOR'S SECRETS

HARPERCOLLINS FRANCE
83-85, boulevard Vincent-Auriol, 75646 PARIS CEDEX 13
Service Lectrices — Tél. : 01 45 82 47 47 - www.harlequin.fr
ISBN 978-2-2804-6622-6 — ISSN 0223-5056

Composé et édité par HarperCollins France.
Imprimé en décembre 2021 par CPI Black Print (Barcelone)
en utilisant 100% d'électricité renouvelable.
Dépôt légal : janvier 2022.

FSC www.fsc.org
MIXTE
Papier issu de sources responsables
FSC® C159065

Pour limiter l'empreinte environnementale de ses livres, HarperCollins France s'engage à n'utiliser que du papier fabriqué à partir de bois provenant de forêts gérées durablement et de manière responsable.

Prologue

Après avoir déposé à l'hôpital général un accidenté secouru dans la banlieue de Londres, Lina Edwards et son collègue urgentiste, éreintés, s'accordaient un moment de pause dans l'ambulance avant de poursuivre leur travail. Ce jeudi soir, malgré le froid et l'humidité, ils n'avaient pas eu une minute de répit depuis le début de leur permanence. C'était le premier moment de détente qu'ils s'autorisaient à la fin de cette nuit particulièrement chargée.

Pendant que Lina rattachait ses cheveux mouillés par la pluie, Brendan lui versa une tasse de café.

— Tu m'as dit que tu étais de garde à l'hosto demain soir ? demanda-t-il.

De sa place qu'elle avait reprise derrière le volant, Lina jeta un coup d'œil aux lumières qui brillaient aux fenêtres de l'hôpital général.

— Oui. Au moins, j'y serai au chaud ! répliqua-t-elle.

Tout en intervenant sur le terrain, elle assurait de temps à autre des permanences d'infirmière à l'hôpital. Elle avait à cœur de ne pas se couper du travail qu'elle y effectuait à son début de carrière et d'y retrouver ses anciens collègues.

Elle regarda son collègue avec un sourire taquin.

— Tu y seras peut-être toi aussi… dans l'aile de la maternité !

En effet, Alison, l'épouse de Brendan, était sur le point d'accoucher de leur premier bébé, et elle avait prévu de venir le mettre au monde à l'hôpital où travaillait son mari.

— Le ciel fasse que ce ne soit pas avant trois semaines ! supplia Brendan en levant les yeux.

Puis, l'air inquiet, il se tourna vers Lina.

— Et pourtant, quelque chose me dit qu'elle est en train de ressentir les premières contractions…

— Arrête, Brendan ! le coupa aussitôt Lina. Ça fait déjà quinze jours que tu nous rabâches la même chose !

Tout en parlant, elle avait commencé à déplier l'emballage de son sandwich salade-œuf dur-mayonnaise.

— Oh non, pas encore ça ! grogna Brendan en y jetant un coup d'œil. Tu manges toujours la même chose. Quand ce n'est pas de l'œuf, c'est du thon…

— Et alors ? Qu'est-ce que ça peut te faire ? demanda Lina. C'est ce que je préfère. Regarde plutôt ce que tu as dans ton sac !

Ils avaient l'habitude de comparer leurs repas. C'était une occasion de plaisanter au sujet de leurs goûts respectifs en matière de gastronomie sur le pouce. Depuis quelque temps, Brendan suivait un régime dans l'espoir de perdre un peu de poids. À défaut de pouvoir critiquer son propre repas, il faisait porter ses reproches sur les repas de Lina.

— Ce que j'ai ? Comme d'hab : trois feuilles de salade, un bout de fromage et une orange, déclara-t-il avec un soupir résigné, tout en consultant son téléphone pour la énième fois.

— Tu comprends, expliqua-t-il, Alison était très nerveuse ce soir, quand je l'ai quittée pour venir travailler…

Lina haussa les épaules, compatissante.

— Arrête de te morfondre ! Elle t'appellerait s'il y avait du nouveau, tu le sais parfaitement. Tout à l'heure, quand nous sommes passés devant chez vous, tout était éteint. Je suis sûre qu'elle dort à poings fermés.

— Tu as sans doute raison.

Le point de stationnement de leur ambulance se trouvait à l'ouest de Londres, mais ils se déplaçaient évidemment là où l'urgence les appelait. Leurs interventions aboutissaient souvent à l'hôpital général qui se trouvait au nord de la ville, pas loin du quartier où vivaient Brendan et Alison et où Lina elle-même avait habité un certain temps.

— Je me demande avec qui je vais me trouver de garde demain, marmonna Brendan. J'espère que ça ne sera pas Peter.

— Peter le Parfait ! grogna Lina à son tour.

Il y avait pas mal de risques pour qu'elle soit amenée à travailler avec ce dernier quand Brendan prendrait son congé de paternité. Hélas, Peter le Parfait méritait aussi un autre surnom : Peter le Pédant. Et ce n'était pas peu dire.

— Écoute, reprit-elle, si jamais tu te retrouves avec lui, dis-toi que c'est temporaire et payé en heures supplémentaires. Ça te consolera !

Brendan hocha la tête.

— Avec la naissance, j'aurai bien besoin de ce complément de salaire, en effet.

— Moi aussi, j'en ai besoin, admit Lina. La garde de demain est destinée à financer ma prochaine escapade.

Brendan leva la tête, l'air surpris.

— Tu pars encore te promener ?

Elle hocha la tête.

Oui, elle s'apprêtait à repartir. Rien au monde ne lui plaisait autant que bouger. Loin de son travail, elle pouvait se reposer, ce qui n'était pas un luxe, mais aussi réfléchir, ou au contraire tourner délibérément le dos à ses soucis.

Les relations qu'elle entretenait avec sa famille étaient compliquées. Sa colocataire, très sympathique au demeurant, était toujours présente dans le petit appartement qu'elles partageaient, alors que Lina aurait eu besoin de calme et de tranquillité quand elle rentrait chez elle. Sa profession l'obligeait en effet à prendre chaque jour des décisions rapides et importantes. Parfois aussi, il lui fallait tuer le temps en attendant qu'on les appelle sur le lieu d'une urgence, mais ce n'était là qu'une autre façon d'emmagasiner du stress.

Randonner sac au dos dans les lieux où un ticket de train ou de bus pouvait la conduire était pour elle la meilleure manière de se ressourcer. Depuis quelque temps, une autre raison l'amenait aussi à s'absenter : elle envisageait de plus en plus sérieusement de quitter Londres. Elle s'était mise tranquillement à prospecter différentes régions, de manière à faire un choix aussi heureux que possible. Pour l'instant, elle ne s'était ouverte de ce projet à personne, mais elle ne pourrait bientôt plus le garder pour elle. Brendan n'avait pas été sans remarquer qu'elle appelait souvent sa banque et qu'elle recevait de fréquents coups de téléphone de la part d'agences immobilières…

En fait, elle avait déjà postulé pour un poste à Newcastle.

— Tu sais, commença Brendan en considérant sa salade d'un air désolé, comme s'il espérait envers et contre tout qu'un miracle soudain allait faire apparaître une tranche de jambon au milieu des feuilles vertes, je pensais…

— Tu pensais à quoi ?

— Je pensais à ta vie amoureuse.

— Stop, Brendan ! Ma vie amoureuse est inexistante. Choisis un autre sujet de méditation. J'en ai fini avec les histoires d'amour. Les hommes sont pour moi un mystère insondable, et j'ai définitivement renoncé à le résoudre.

— Pourtant…

— J'ai décidé une bonne fois pour toutes de m'en tenir à la compagnie de Gretel.

Gretel était sa chatte tigrée.

— Tu plaisantes !

— Pas du tout. Il y a des mois que je n'ai pas eu de rendez-vous galant, et j'ai décidé d'en rester là. En fait, j'en ai assez de…

— De quoi ?

— Je ne sais pas trop…

Elle évitait de confier ses projets à son compagnon, persuadée qu'il s'efforcerait de l'en dissuader. Elle se contenta donc de lui expliquer que les hommes célibataires intéressants n'étaient pas pléthore et qu'elle était lasse de se voir abandonnée par de beaux parleurs à la tête vide et au cœur sec.

Brendan travaillait avec elle depuis plus de deux ans. Il savait tout de sa désastreuse vie sentimentale, de même qu'elle connaissait toutes les étapes de leur difficile cheminement à travers leurs tentatives de FIV, mais elle ne lui avait pas vraiment révélé l'étendue de ses échecs amoureux.

Était-ce une question de malchance ou une succession d'erreurs de jugement qui faisait que, à vingt-neuf ans, elle n'avait même pas une véritable histoire d'amour à son actif ? Mystère. Toujours est-il qu'elle n'avait connu ni fiançailles rompues, ni rien qui mérite qu'elle s'en souvienne. Ne subsistaient dans sa mémoire que des rendez-vous ratés ou, pire encore, des rendez-vous réussis suivis d'autres rendez-vous tout aussi réussis se terminant au lit, jusqu'à ce qu'elle découvre que le don Juan en question était déjà marié, ou jusqu'à ce qu'il disparaisse brusquement de la circulation sans un mot d'explication, quand il ne lui disait pas tout crûment qu'il ne la trouvait pas assez féminine et l'estimait trop obsédée par son travail.

— Bref, je suis persuadée qu'il n'y a plus au monde un seul homme célibataire intéressant.

— Bien sûr que si ! s'insurgea Brendan. Le problème, c'est que tu pars battue, persuadée que le bonhomme va te plaquer. Nous ne sommes pas tous comme ton père, Lina.

Tout en sachant que Brendan essayait de l'aider à réagir, elle ne put s'empêcher d'être agacée par sa remarque, même si elle s'efforça de n'en rien laisser paraître.

Tous ses amis le savaient, un beau jour, ou plutôt un triste jour, son père était parti outre-mer sans laisser d'adresse ni jamais donner de nouvelles. Mais ce qu'ils ne savaient pas, c'était la profondeur de la blessure qu'elle en avait gardée au cœur. Une blessure qui se rouvrait à la moindre occasion. Voilà pourquoi elle gardait secrets ses sentiments profonds. Autour d'elle, chacun pensait qu'elle nourrissait une grande colère contre ce père qui les avait abandonnées, elle et sa mère, pour partir vivre à Singapour fonder une nouvelle famille. La vérité était plus simple et douloureuse : il lui manquait terriblement. Aujourd'hui encore, elle se demandait quelle faute elle avait bien pu commettre pour provoquer ce départ. Comment quelqu'un qui lui avait dit l'aimer avait-il pu la quitter aussi facilement, sans faire le moindre effort pour garder le contact avec elle ? Elle continuait à ne pas le comprendre.

Au lieu de livrer la vérité à Brendan, elle se contenta de lui répondre sur le ton de la plaisanterie.

— Dans le fond, je ne dois pas être faite pour vivre en couple, voilà tout.

Une réponse à laquelle elle-même avait fini par croire.

— Tu devrais essayer de trouver des relations par Internet. C'est comme ça qu'Alison et moi nous sommes rencontrés, insista Brendan alors qu'elle secouait la tête en signe de refus. C'est ce que j'ai fait de mieux de ma vie !

Cette affirmation ne suffit pas à la convaincre. Certes, Brendan et Alison étaient profondément amoureux l'un de l'autre, cela crevait les yeux de tout leur entourage. De ce fait, Brendan paraissait croire que ce qui avait marché si spectaculairement pour eux deux était valable pour tout le monde et que l'amour véritable n'était qu'à deux clics de souris.

— J'ai essayé, lui confia-t-elle en fixant son regard sur un point vague au-delà du pare-brise.

Les nuages chargés de pluie s'étaient éloignés pour laisser place à un ciel d'un bleu profond qui annonçait l'arrivée de l'aube.

— Plusieurs fois, même ! ajouta-t-elle avec un petit rire désabusé au souvenir des heures que sa colocataire, esthéticienne de profession, avait passées à la mettre en beauté pour le profil qu'elle devait afficher sur Facebook.

Quelle histoire !

Malgré ses réticences, Shona avait tenu à prendre les choses en main. Elle avait appliqué un produit miracle sur le teint naturellement pâle de Lina pour lui donner un hâle de vacances. Ensuite, elle avait lissé ses cheveux ondulés, souligné ses yeux verts d'un trait d'eye-liner assuré. Elle lui avait même posé de faux cils pour accentuer l'effet. La photo avait bien sûr été prise sous un angle qui avantageait Lina et la faisait paraître plus mince qu'elle n'était.

— Si tu avais vu comme Shona m'avait préparée pour la photo à mettre sur les réseaux !

— Tu ne m'en avais jamais parlé.

— À quoi bon ? Ça n'a pas marché. J'ai eu plein de réponses, mais les rencontres ont toutes été décevantes. Le bonhomme devait s'estimer floué quand il me rencontrait en chair et en os !

— Pourquoi ne pas mettre une photo de toi telle que tu es ?

— J'ai essayé aussi, avoua-t-elle avec un soupir.

Elle se rappelait parfaitement le cliché qu'elle avait envoyé quand, lasse de toutes ses tentatives de paraître ce qu'elle n'était pas, elle avait décidé de se montrer sous son vrai jour : sac au dos, en chaussures de randonnée, assise au sommet d'une montagne enneigée.

Cela n'avait pas donné de meilleurs résultats.

— Je n'ai pas eu le moindre succès auprès des hommes qui me paraissaient séduisants.

C'était la stricte et triste vérité. Ceux qui lui plaisaient n'étaient intéressés que par le type de femme qu'elle n'était pas.

Elle passait le plus clair de son temps au travail, en blouse blanche et chaussures de chantier, et les jours où elle était libre, elle n'aimait rien tant que sauter dans un train ou un bus pour aller randonner et explorer des coins inconnus. Autrement dit, elle n'avait aucune raison de se maquiller, et encore moins de porter des talons hauts ou des vêtements sophistiqués. De toute façon, chaque fois qu'elle l'avait fait, elle s'était sentie profondément mal à l'aise, comme si on l'avait déguisée. Alors, à quoi bon insister ?

Enfant, elle avait toujours porté les vêtements hérités de ses frères. La seule concession que sa mère avait consentie à sa féminité avait été de lui laisser porter longs ses cheveux noirs alors qu'elle utilisait la tondeuse pour couper ceux des garçons. Actuellement, les seules pièces sexy de sa garde-robe étaient sa collection de sous-vêtements, soigneusement choisis et inutilement provocants. Elle n'allait tout de même pas parler de ça à Brendan !

— Les hommes affirment aimer les femmes indépendantes, déclara-t-elle.

— C'est tout à fait vrai, assura Brendan en retournant sa feuille de salade, toujours dans l'espoir de découvrir dessous quelque chose d'un peu plus consistant. Mais c'est aussi vrai que tu es un peu… directive.

— Non, je suis assertive, corrigea Lina. Je sais ce que je veux, c'est tout.

Tout au moins quand elle travaillait.

— Tu veux un de mes sandwichs ? proposa-t-elle à Brendan, voyant sa mine déconfite.

— Non, merci. Disons donc « assertive ». Tu dis les choses franchement. Sans prendre de gants.

C'était juste. Ce que Brendan ne savait pas, c'était que ce trait de caractère n'était pas inné chez elle. La vie s'était chargée de lui apprendre à se comporter de cette manière.

Dans sa jeunesse, elle avait tellement souffert de son hypersensibilité ! Chacune des taquineries de ses frères la blessait aussi sûrement qu'une piqûre de guêpe. Quant à sa mère, qu'elle adorait par ailleurs, le moins qu'on puisse dire, c'est qu'elle n'était pas le tact incarné. La seule personne qui avait compris à quel point elle était émotive et fragile était son père. Elle se souvenait avec nostalgie des longues promenades qu'elle faisait avec lui pendant les vacances, le long de la mer, quand sa mère et ses frères avaient décidé de rester sur la plage. Elle lui racontait alors les soucis qu'elle rencontrait en classe, qu'il s'agisse de difficultés scolaires ponctuelles ou des déceptions qu'elle devait surmonter lorsqu'une fille qu'elle avait cru être son amie se révélait ne pas l'être du tout.

Au départ de ce père bien-aimé, une profonde tristesse l'avait envahie. Le seul moyen qu'elle avait trouvé pour se protéger de l'adversité avait été d'élever de grands murs autour d'elle.

Néanmoins, sa grande sensibilité avait resurgi pendant sa formation d'infirmière. À tel point qu'elle avait même envisagé d'abandonner malgré l'intérêt qu'elle portait à ses études. Parfois, sa compassion pour les personnes dont elle s'occupait était si forte qu'elle craignait de ne pas être capable de la surmonter.

Elle se souvenait en particulier d'une garde si difficile à assurer qu'elle n'avait plus eu qu'une envie : tout arrêter et pleurer toutes les larmes de son corps. Dans l'espoir d'entendre des mots de réconfort et d'encouragement, elle était allée s'épancher auprès de sa mère. Hélas, celle-ci n'avait pas su lui apporter ce genre de secours. Alors elle avait pris quelques jours de congé pour aller marcher dans la campagne et recouvrer ses esprits sans l'aide de personne. Là, elle avait compris que si elle voulait continuer dans la voie qu'elle avait choisie, elle devait se fabriquer une carapace qui lui permette de résister aux agressions que la souffrance des autres ne manquerait pas de lui porter.

C'était ainsi que la Lina endurante, drôle et sûre d'elle s'était fabriquée… Sauf que cette personne que tout le monde connaissait et appréciait n'était pas totalement elle.

— Le dernier homme que j'ai fréquenté, reprit-elle, m'a reproché de trop parler de mon travail.

— Alison me dit la même chose, avoua Brendan.

Elle ne put s'empêcher d'éclater de rire.

— Qu'est-ce qu'il y a de si drôle dans ce que je viens de dire ? demanda-t-il d'un air étonné.

— C'est que, au travail, tu ne parles que d'Alison et du bébé !

— Ah… Tu as peut-être raison.

Comme un sourire attendri naissait sur les lèvres de son collègue, elle ressentit une vague de… non pas d'envie, mais de remise en question.

Le fait que Brendan parle si souvent de sa merveilleuse épouse ne la dérangeait pas le moins du monde. Au contraire, cela avait plutôt pour effet de restaurer sa confiance dans les hommes. Mais à près de trente ans, quand elle faisait l'inventaire de ses aventures amoureuses, elle se sentait assez blasée. Ou plus exactement franchement découragée.

— Celui d'avant, poursuivit-elle, m'a reproché d'avoir changé la roue de sa voiture quand il a crevé. Il paraît que, en faisant cela, je l'aurais émasculé ! Tu te rends compte ?

— Ha ha ha ! se moqua Brendan. Quel imbécile !

— Et puis, au point de vue loisirs, je n'ai guère de centres d'intérêt. Je ne fréquente aucune salle de sport, je ne vais pas à la piscine, je ne sais pas danser…

— Mais tu aimes marcher dans la nature ?

— Oui, c'est vrai, mais je fais ça à mon rythme. Je me

souviens d'un type avec qui je croyais avoir ce goût en commun. Eh bien, tu sais quoi ?

— Non, évidemment.

— Il s'est révélé être un véritable coureur de fond. Il a failli me tuer le jour où nous avons fait une sortie ensemble !

Brendan se mit à rire tandis qu'elle haussait les épaules.

— Donc, adieu les sportifs. J'ai eu ma dose.

— Il y a tant d'autres choses, Lina.

— Oui, bien sûr. Par exemple, j'aime bien manger, mais là aussi, c'est compliqué parce que je ne suis pas vraiment gastronome.

— Tu adores les pâtisseries.

— Oui. Et les sandwichs. Mais pas tous !

— Tu aimes faire les antiquaires et les brocanteurs…

Comme elle opinait de la tête, Brendan se ravisa.

— Fais attention, tout de même. Si tu mets ça trop en avant, tu ne vas attirer que des vieux !

— Hélas, c'est déjà le cas, soupira-t-elle.

Brendan, visiblement à bout d'arguments, secoua la tête et se rabattit sur la stratégie traditionnelle.

— Allez, mets un peu de rouge à lèvres, et prends un verre de vin plutôt qu'une bière, poursuivit-il. Fais un effort pour te montrer plus patiente et serviable. Par exemple, demande à ton soupirant s'il aimerait que tu lui apportes ses pantoufles le soir quand il rentre à la maison…

Un sourire moqueur éclaira son visage au moment où Lina lui décochait un regard courroucé à cette énormité.

— Mais oui, je te taquine ! Le conseil que je te donne sérieusement, c'est le suivant : reste toi-même.

Elle soupira.

Voilà qui était parfait en théorie, mais en pratique, rester elle-même ne l'amenait nulle part. Elle en avait fait la cuisante expérience.

Pourtant, ce moment particulier de la journée qu'ils étaient en train de partager lui donna envie de plonger davantage en elle-même. Le fait que Brendan soit devenu un ami si proche l'y poussait aussi. À moins que ce ne soit tout simplement la fatigue de cette longue nuit de travail ? Bref, elle accepta de reconnaître une vérité profonde.

— Je crois que ce serait encore plus difficile si…

— Si quoi ?

— Si j'étais complètement moi-même au cours de ces rencontres. Je suis sûre que je souffrirais encore plus de voir le type me plaquer. C'est plus prudent de garder une certaine réserve.

Brendan avala la bouchée du sandwich à l'œuf dur qu'il avait fini par accepter avant de répondre.

— Non, Lina. Je ne suis pas du tout d'accord avec toi sur ce point. *Pas du tout !*

1.

— Quel est le médecin chef de garde ce soir ?

Tout en posant cette question, le Dr Garth Hughes se préparait un thé dans la kitchenette qui jouxtait la salle réservée au personnel soignant, où les discussions allaient bon train.

— C'est Huba, répondit May, l'infirmière de service, mentionnant l'une des jeunes médecins qui venaient d'intégrer leur équipe. Je l'ai vue se préparer dans le vestiaire.

Sur ce, elle regagna la salle commune voisine d'où les conversations leur parvenaient.

— Desmond est de service jusqu'à minuit, et ensuite c'est Garth qui prend le relais jusqu'au matin, déclara quelqu'un. Il est rentré de congé.

— Eh bien, espérons que ses vacances l'auront mis de bonne humeur, poursuivit May.

Puis, comme elle savait que Garth l'avait entendue, elle ajouta à haute et intelligible voix :

— Et s'il était là, je le lui dirais en face !

— J'en suis bien persuadé, May, répondit Garth en grimaçant un sourire, au moment où il rejoignait ses collègues.

Il repéra un siège libre et alla s'y installer, sa tasse à la main.

— Alors, c'est ce qu'il s'est passé ? insista May.

Mais en apercevant la personne qui venait de pénétrer dans la pièce, elle oublia sa question pour adresser un sourire ravi à cette dernière.

— Lina, quelle chance ! J'espérais tellement que ce serait toi qu'on nous enverrait !

— J'ai eu peur d'arriver en retard, souffla la jeune femme.

Tout en remuant son sachet de thé dans sa tasse, Garth considéra la nouvelle venue.

Elle n'était pas en retard, mais tout dans son apparence donnait l'impression contraire. Ses longs cheveux noirs qui n'étaient pas attachés lui balayèrent le visage quand elle passa d'un geste brusque le stéthoscope autour de son cou. Elle était essoufflée et comme contrainte de faire tout à la va-vite.

— Je suis passée chez ma mère comme je le lui avais promis, mais tu la connais, elle ne s'arrêtait pas de parler… Et puis, en arrivant ici, je n'ai pas trouvé les blouses accrochées près des lavabos.

— On les a changées de place, expliqua Dianne, parce que les chirurgiens n'arrêtaient pas de nous les piquer. Maintenant, elles sont rangées derrière les casiers.

— Ah bon… Je m'en souviendrai. Mais du coup, j'ai eu l'impression désagréable d'être la nouvelle qui n'est au courant de rien et a besoin de tout demander !

— Mais non, voyons ! objecta May gentiment. Au fait, comment va ta mère ?

— Pff…, soupira Lina. En train de se préparer pour un rendez-vous galant. Un autre ! Il a fallu que je lui fasse une teinture sur les racines pour rattraper sa couleur. Normal, puisqu'elle affirme qu'elle est dans la quarantaine.

May se mit à rire.

— Si je me souviens bien, elle en était déjà là quand tu as fait ta formation d'urgentiste il y a quelques années.

Après tout, cette présentation auprès du personnel qui ne connaissait pas encore Lina en valait bien d'autres. L'équipe était si nombreuse et fluctuante qu'il y avait toujours de nouveaux visages. En poste depuis six mois, Garth n'avait encore jamais eu l'occasion de rencontrer la nouvelle venue, que pourtant presque tout le monde paraissait connaître.

Impulsive comme elle l'était, May eut tôt fait de se détourner de Lina pour revenir à l'interrogatoire qu'elle avait commencé auprès de Garth.

— Alors, c'est ce qu'il s'est passé ? demanda-t-elle en le regardant bien en face.

— Pardon ?

Il avait pourtant déjà l'habitude des conversations avec May, spécialiste du style coq-à-l'âne, mais il se trouva cette fois complètement perdu, incapable de se souvenir où en était restée la conversation précédente. Parce que si les autres ne prêtaient plus attention à la présence de la nouvelle venue, ce n'était pas du tout son cas. Au contraire, il était bien trop conscient de sa présence au milieu d'eux.

Oui, cette Lina occupait vraiment beaucoup d'espace. *Trop* d'espace.

En passant devant lui, elle l'avait frôlé sans lui prêter la moindre attention, et maintenant elle attachait d'un geste rapide ses longs cheveux en queue-de-cheval. Un parfum de shampooing à la pomme verte lui arriva aux narines. Puis elle ouvrit une canette de soda et en but une gorgée avec une satisfaction non dissimulée.

Bref, à chacun de ses gestes, cette pétulante personne ne cessait de porter de petits coups incisifs dans le bouclier d'insensibilité habituellement impénétrable qu'il s'était forgé.

— Ah, ça va nettement mieux, maintenant !

Cette exclamation ne s'adressait qu'à elle-même, mais il dut faire un effort pour détacher son regard d'elle.

Malgré ses tentatives pour retrouver le fil de la conversation qu'il avait commencée avec May, il dut reconnaître qu'il était perdu depuis que cette jeune femme avait fait son apparition dans la pièce. Et, pire encore, depuis qu'elle était venue s'asseoir à côté de lui.

— May, excusez-moi, je ne sais plus où nous en étions…

— Docteur Hughes, je vous demandais si vos vacances avaient amélioré votre humeur.

— Mais oui, bien sûr ! répondit-il avec un sourire forcé.

Il avait parfaitement compris que May le taquinait, mais aussi qu'elle tâtait le terrain.

En partant, il avait espéré que son congé lui permettrait

de se sentir mieux. C'était ce qu'il s'était passé au début. Malheureusement, assez vite, son humeur s'était remise au diapason du ciel gris et de la pluie persistante. Son retour du pays de Galles sous une pluie battante avait achevé de le replonger dans ses sombres dispositions. Les jours étaient encore courts à cette époque de l'année, et il avait trouvé son appartement sombre et triste.

Quelle déception ! Alors qu'il l'avait acheté afin de prendre un nouveau départ, il n'y trouvait qu'un espace vide, froid et sans âme.

À moins que ce ne soit lui-même qui soit vide et sans âme ?

Il avait l'impression que, après avoir fait un pas en avant, il faisait dix pas en arrière. Mais pourquoi s'en étonner ? C'était ce qui se produisait chaque fois qu'il retournait au pays de Galles. La dernière partie de ses vacances avait été un pur enfer.

C'était inévitable, sans doute.

— Vous êtes parti deux semaines, c'est bien ça ? demanda Dianne, l'une des jeunes médecins.

Seigneur ! Pourquoi ne le laissait-on pas tranquille ? Pourtant, il savait bien que si la situation était inversée, il serait le premier à demander des nouvelles de ses congés à un collègue de retour au travail. En outre, il s'était promis de faire un effort afin de donner toutes ses chances à son nouveau départ.

Il répondit donc sur un ton qu'il voulait enjoué.

— Oui, en effet !

— Vous êtes retourné voir votre famille ?

Un instant, la tentation de dire la vérité l'effleura. Non pas pour éveiller la compassion mais pour connaître le répit bienvenu que sa réponse apporterait immanquablement. Mais il y renonça.

Il secoua la tête.

— Non. Je n'ai pas eu le temps. En fait, j'ai été très occupé par…

Il baissa la voix et se pencha un peu en avant, comme s'il était sur le point de partager un secret.

Pleine de curiosité, May s'inclina vers lui, visiblement

enchantée qu'un homme aussi secret que lui soit enfin disposé à leur révéler quelque chose.

— Est-ce que je vous avais dit que j'avais pris rendez-vous pendant ces vacances pour me faire faire une transplantation de personnalité ? Mon but était de me rendre capable de partager avec vous les moindres détails de ma vie personnelle.

Un éclat de rire monumental éclata juste à côté de lui. Visiblement, Lina avait reçu la plaisanterie cinq sur cinq.

May aussi, sans doute, car elle répliqua aussitôt :

— Désolée, Garth, je crois que l'opération n'a pas réussi.

— C'est vrai, reconnut-il. L'échec est patent.

May se redressa.

— Alors, tant pis, nous ferons avec ce que nous avons.

Il accueillit cette taquinerie pleine de gentillesse avec un sourire.

— Pour me faire pardonner cet échec, je vous ai rapporté quelque chose, dit-il en posant sur la table basse un sac en papier.

— Qu'est-ce que c'est ? demanda May en ouvrant le sac.

— Des gâteaux du pays de Galles. Ils sont meilleurs quand on les mange le jour même, mais je ne suis rentré qu'hier soir, alors j'espère votre indulgence…

— Ils ont l'air bizarre, commenta May avec son franc-parler.

— Oh ! mais je connais ça ! s'exclama Dianne. Ce sont des *bakestones*, des biscuits à l'avoine cuits sur une grille en fonte. Ma grand-mère nous en faisait autrefois.

— Ah ? C'est la première fois que j'en entends parler, reconnut May. Je vais en goûter un avec une nouvelle tasse de café.

Comme les autres se servaient aussi, il remarqua que Lina se tenait en retrait, bien qu'elle aspire avec gourmandise le parfum des pâtisseries.

Il devina qu'elle hésitait à se servir parce qu'elle n'était pas un membre régulier de l'équipe.

— Vas-y, Lina, sers-toi ! s'exclama May.

— J'en prendrai un à ma pause.

— Il n'y en aura plus, à ce moment-là. Tu ferais mieux de ne pas attendre !

— Dans ce cas…

Lina se pencha et prit l'une des friandises.

— Merci.

— De rien, marmonna-t-il.

— Ne fais pas attention, souffla May à l'oreille de Lina tandis qu'elles s'éloignaient pour prendre leur poste. Garth Hughes a l'air d'un vrai bonnet de nuit, mais dans le fond, ce n'est pas un mauvais bougre.

Malgré l'éloignement, ce commentaire parvint aux oreilles de Garth.

Ce n'était pas faux, mais il en fut douloureusement atteint.

Quand est-ce que ses efforts pour changer de comportement porteraient leurs fruits ? Il avait pris un nouvel appartement, il avait pris de nouvelles résolutions. Et pourtant, à la première occasion, quand on lui demandait des nouvelles de ses vacances, il retombait dans ses vieilles habitudes de bonhomme taiseux et cachottier.

Juste avant son départ, May l'avait mis au pied du mur un jour où ils étaient tous les deux occupés à remplir les dossiers qui paraissaient sans cesse renaître de leurs cendres tant les piles s'accumulaient sur le bureau.

— Vous avez des soucis personnels ? lui avait-elle demandé à brûle-pourpoint.

Il avait levé le nez vers elle, profondément surpris.

— Pourquoi cette question ?

— Parce que, à un moment donné, quand j'ai eu des problèmes avec mon fils, j'avais tendance à ramener mes soucis au travail. Bien sûr, je ne le souhaitais pas, mais je n'arrivais pas à faire autrement. Ce que je veux vous dire, c'est que si vous vous trouvez dans une situation de ce genre, vous pouvez m'en parler librement, cela restera entre nous.

— Euh…

Comment aurait-il pu avoir des problèmes chez lui puisque, précisément, il n'avait pas de « chez lui » ?

Sans doute May avait-elle trouvé cette façon gentille de lui dire qu'il n'était pas la personne la plus agréable avec qui travailler ?

Il s'était contenté d'avaler sa salive avec difficulté et lui avait adressé un sourire de somnambule.

— Non, tout va bien.

— Tant mieux, avait assuré May. D'ailleurs, je ne sais même pas si vous avez une famille.

Comme il paraissait contrarié, elle s'était hâtée d'ajouter :

— En fait, je connais un peu votre parcours puisque je fais partie du bureau d'admission des candidatures, mais…

Il avait serré les dents.

Dans son CV, il y avait un trou à propos duquel il avait refusé de donner la moindre explication.

— May, tout le monde n'a pas envie de mettre des photos de famille sur son bureau.

Il avait parlé sèchement puis repris sur un ton plus aimable.

— Quelque chose vous dérange dans ma façon de travailler ?

— Pas du tout ! Tout le monde vous apprécie.

Voilà qui ressemblait à un compliment, mais comme elle n'en disait pas davantage, il s'était froissé.

— C'est un faux compliment, n'est-ce pas ?

— Non, c'est un constat, Garth. Vous êtes un excellent médecin, c'est très gratifiant de travailler avec vous. Mais cela mis à part, personne ne sait comment s'y prendre pour échanger un minimum avec vous.

Cette remarque l'avait fait réfléchir mais il n'était pas pour autant prêt à se confier à May. Jamais il ne deviendrait celui qui raconte à qui veut l'entendre les détails de son dernier week-end.

Pourtant, maintenant qu'il avait pris des vacances et qu'il s'installait dans un nouvel appartement, les conditions semblaient réunies pour qu'il se montre un peu plus liant.

Pourquoi pas ne pas prendre exemple sur cette Lina qui venait de faire irruption dans le service puisque, de toute façon, il n'arrêtait pas de penser à elle ?

Indépendamment de l'indéniable attirance physique qu'il avait tout de suite éprouvée pour cette nouvelle venue, ce qu'il trouvait déjà passablement déstabilisant, il se rendait compte que, tout en l'ayant aperçue à peine quelques minutes, il savait sur elle plus de choses que ce que son équipe savait sur lui depuis six mois qu'ils travaillaient ensemble.

Elle avait dans les environs une mère seule qui se teignait les cheveux pour mieux mentir sur son âge et continuer à sortir en galante compagnie. Quant à Lina elle-même, elle avait horreur d'être en retard, et elle détestait se sentir comme une nouvelle sans expérience.

Il avait appris tout cela le temps de boire une tasse de thé, alors que, dans son cas, il fallait lui arracher plus de trois mots.

C'est sûr, il maintenait trop de distance avec les autres.

Désolé, il jeta un regard sur le paquet de gâteaux.

C'était un peu la branche d'olivier qu'il avait brandie afin de faire comprendre aux membres de son équipe combien il les appréciait tous.

Mais cela, ils le savaient certainement. Jamais il n'oubliait de les remercier de leur contribution, toujours il les aidait quand il y avait un problème… Mais il n'allait pas pour autant s'asseoir au milieu de la pièce pour raconter où il avait passé ses vacances, et encore moins quel enfer s'étaient révélés les deux derniers jours.

Mieux valait, et de beaucoup, laisser sa vie privée en dehors de l'hôpital.

Sauf qu'il n'était pas en poste ici de façon temporaire. C'était une affectation permanente, la première depuis…

Il ferma les yeux.

Tant d'années étaient passées, et il n'arrivait encore pas à prononcer les mots, même pour lui seul.

« Un vrai bonnet de nuit… Pas un mauvais bougre… » Lina ne savait pas très bien de qui voulait parler May, mais elle espérait qu'il s'agissait de Garth.

Tout à l'heure, une sorte de courant était passé entre eux. Elle avait envie d'en savoir davantage sur le compte de ce jeune médecin qui paraissait si réservé mais qu'elle avait trouvé assez attendrissant de ce fait.

— Tu parles de qui, May ?

— De Garth, le médecin chef.

— Je l'ai trouvé plutôt sympa.

May se mit à rire.

— Tu l'as déjà rencontré ?

— Non, je ne pense pas.

En tant qu'urgentiste, il arrivait parfois à Lina de venir dans le service de médecine générale deux fois dans la même journée, alors que, à d'autres périodes, plusieurs semaines pouvaient s'écouler avant qu'elle y apparaisse.

— Il est du genre épouvantable, insista May. Renfrogné est un mot trop faible pour le décrire. À moins d'être son patient, bien entendu. Là, il est toujours aimable et attentif. En fait, j'ai un petit faible pour lui.

— Quel genre de petit faible ? demanda Lina en riant.

— Un petit faible maternel, ma chérie, répondit May en riant à son tour. Le problème avec Garth, c'est que… Comment t'expliquer ? Il ne se permet pas de devenir l'un des nôtres. Il reste sur la réserve, il ne parle jamais de lui. Pourtant, Dieu sait si j'ai fait des efforts pour le débloquer !

Lina comprenait parfaitement de quoi parlait May. Leur équipe pouvait facilement se refermer sur elle-même. Pour éviter de s'en sentir exclue à cause de sa présence intermittente, elle-même s'appliquait toujours à prendre le temps d'échanger quelques mots avec le personnel de service quand elle amenait quelqu'un aux urgences. Elle ne manquait jamais d'assister à la fête de Noël et aux autres manifestations festives de l'équipe.

Garth n'avait pas dû y participer récemment, car elle l'aurait immanquablement remarqué. Malgré son air un peu morose, elle le trouvait terriblement séduisant. D'ailleurs, à peine entrée dans la salle, elle n'avait vu que lui aujourd'hui.

Ses cheveux très noirs et sa barbe soigneusement taillée

avaient tout de suite retenu son attention. Quant à sa voix grave, profonde, au léger accent du Nord, elle l'avait immédiatement trouvée sexy. Et les gâteaux qu'il avait apportés lui permettaient de déduire qu'il était gallois.

— En tout cas, reprit May, il fait un travail impeccable. Dans le fond, c'est l'essentiel.

Une fois qu'elles furent arrivées à la section A, May distribua le travail sans attendre.

— Lina, est-ce que tu peux prendre avec toi Tanya qui est en stage parmi nous ? Conduis-la à la section B et maintenez-la ouverte. Elise y est déjà descendue pour essayer de la fermer autour de minuit, mais je ne pense pas que ce soit possible.

Huba, le médecin junior, était occupée à prescrire une piqûre contre le tétanos et des antibiotiques pour une blessure à la main dont Lina allait faire le pansement après que Garth serait venu l'examiner.

— J'ai l'impression de vous connaître, Lina, dit Huba en terminant de rédiger son ordonnance. Vous avez déjà travaillé ici ?

— Oui, mais pas depuis un certain temps. En revanche, je me souviens de vous avoir rencontrée il y a deux mois, quand je vous ai amené un grand brûlé. Je suis urgentiste.

— C'est cela, en effet, reconnut Huba. Je m'en souviens maintenant.

Comme elle terminait sa phrase, Garth arriva dans la pièce.

— Je viens de prescrire des antibiotiques à ce patient, déclara Huba. Ce qui me tracasse, c'est que je pense qu'il s'agit d'une morsure humaine, bien que le monsieur prétende que c'est un chien qui l'a attaqué.

— Envoyez-le demain à la clinique de la main pour une évaluation.

— Très bien. J'en prends bonne note sur sa fiche, répondit Huba.

Garth sortit du box.

Une fois que Garth les eut quittées, Huba passa la main sur son front barré d'un pli soucieux.

— Je n'aurais pas dû lui demander de venir examiner cette main !

— Au contraire, répondit Lina sur un ton rassurant. Vous avez bien fait si elle vous donne du souci. Une morsure humaine, ce n'est pas anodin. Il n'y a pas de quoi douter de votre avis pour cela.

— Non, ce n'est pas cela. Garth est tout à fait désireux de me laisser faire mes propres évaluations, et il ne fait jamais de remarque désobligeante quand je lui demande d'intervenir. C'est plutôt que… J'ai l'impression d'être tout le temps en train de demander des conseils ces temps-ci.

— Ce n'est pas grave !

Visiblement, à voir sa mine anxieuse, Huba n'était pas de cet avis. Comme elle ne faisait pas d'autre commentaire, Lina préféra ne pas insister.

— Voulez-vous que j'aille vous chercher un café ? se contenta-t-elle de proposer.

— Avec grand plaisir !

Huba souriait maintenant.

Lina partit donc vers la kitchenette. Comme il restait encore quelques gâteaux gallois, elle en mit un sur une assiette et porta le tout à Huba.

L'Interphone se mit alors à sonner.

C'était May qui lui demandait de la rejoindre à la section A le plus vite possible.

Lina s'y rendit aussitôt et y découvrit une grande agitation. Tous les box étaient occupés, des brancards étaient alignés dans le couloir. Un infirmier s'occupait d'un petit garçon qui hurlait à pleins poumons.

May lui fit un signe de tête.

— Va vite rejoindre Garth. Nous attendons l'arrivée d'un patient en urgence absolue. Il vient de faire un infarctus du myocarde aigu, mais je ne peux pas quitter celui-ci, qui fait une overdose d'antidépresseurs.

— D'accord.

Mais en découvrant que c'était une infirmière intermittente qu'on lui envoyait pour l'aider, Garth ne parut pas enchanté.

— Où sont les autres ? demanda-t-il sur un ton brusque. Le patient qui arrive se trouve dans un état gravissime. Chaque minute compte.

Comme si elle ne le savait pas ! Elle était tout à fait entraînée à affronter ce genre de situation particulièrement dangereuse.

Elle ravala une repartie cinglante pour se contenter de donner l'information dont elle disposait.

— May est déjà occupée, mais je peux appeler le reste de l'équipe pour voir si quelqu'un est disponible…

À ce moment, on fit entrer un brancard sur lequel gisait un patient au visage terreux, à demi inconscient.

Annette, l'urgentiste qui l'accompagnait, adressa un clin d'œil amical à Lina tout en leur remettant le malade.

— Walter James, cinquante-huit ans, à Londres pour affaires. Pas de problèmes d'allergie…

Pendant qu'elle donnait ces informations, l'homme fut transféré du brancard sur le lit de réanimation.

— Monsieur James, vous vous trouvez aux urgences de l'hôpital, expliqua Lina en l'installant.

— Y a-t-il de la famille ? demanda-t-elle à Annette.

— Son ex-épouse est à Nottingham. C'est tout ce que nous avons pu recueillir comme renseignement avant que sa fréquence cardiaque s'effondre.

Elle considéra l'homme allongé devant elle.

Malgré la résistance qu'elle avait acquise depuis qu'elle exerçait ce métier, il lui arrivait encore d'être bouleversée par moments. C'est précisément ce qui était en train de lui arriver.

Courageusement, elle chassa de sa mémoire le souvenir de son père pour se concentrer sur le rapport que faisaient les urgentistes avant de repartir.

— Merci à vous, leur dit Garth. Vous avez fait un excellent travail.

Certes, ce médecin avait l'air bourru, mais ces quelques mots firent la conquête de Lina. Combien de fois n'avait-elle pas souffert d'être ignorée par l'équipe médicale quand elle amenait un patient dans un état critique ? Il fallait que Garth soit une personne de qualité pour se soucier ainsi de remercier les urgentistes.

Déjà, il avait commencé à effectuer un massage cardiaque.

— Il faut l'intuber, dit-il très vite. Est-ce que vous pouvez continuer le massage pendant que je…

— Bien sûr.

Les médicaments étaient déjà préparés et le kit d'intubation ouvert. Très vite, M. James fut intubé, et son système circulatoire put bénéficier des produits destinés à soutenir son cœur. Lorsque l'anesthésiste et le cardiologue arrivèrent, sa tension était déjà meilleure.

— Comment ça va ? demanda May en écartant le rideau du box.

— Très bien, répondit Garth. Où en est la jeune fille qui est entrée tout à l'heure ?

— Elle va partir en soins intensifs… Garth, il faudrait que vous parliez à nouveau à ses parents, ils n'ont pas compris à quel point son état est critique.

— D'accord, je vais le faire tout de suite. Mais d'abord, est-ce que ce patient-ci a de la famille ?

— Non, répondit Lina en inspectant le portefeuille du malade. Apparemment, il n'a qu'une ex-épouse.

— Je vais prendre le relais auprès de lui pendant que tu iras chercher d'autres renseignements, d'accord ? proposa May.

Lina avait l'habitude d'effectuer ce genre de travail. Elle se rendit à la réception, fit de son mieux pour glaner des détails complémentaires, mais ne trouva rien à part l'ex-épouse déjà mentionnée.

Elle retourna faire part de ce maigre résultat à May et Garth.

— Dans ce cas, nous ne pouvons faire autrement que d'appeler cette personne, estima Garth. Évidemment, elle n'en sera sans doute pas enchantée.

— Même si elle n'est pas en mesure de nous fournir de

plus amples indications, elle appréciera tout de même d'être informée, intervint Lina avec un faible sourire.

La gorge serrée, elle s'interrompit un instant.

— Et puis, ils ont peut-être des enfants en commun ?

Décidément, ce patient la touchait d'un peu trop près.

Bien sûr, Garth ne pouvait pas se douter que, quelques années plus tôt, son père avait eu une crise cardiaque à l'autre bout du monde, et que sa mère et elle-même ne l'avaient appris que trente-six heures plus tard. Pour rien au monde elle n'aurait voulu que la même chose arrive à la famille de M. James.

— Très bien. Je vais lui téléphoner, conclut Garth. Vous avez fait du bon travail.

Elle regagna la kitchenette où elle se prépara un café et sortit son sandwich du réfrigérateur, avant de regagner la salle du personnel un peu en avance sur son horaire.

Une fois son repas avalé, elle décida de regagner son unité sans attendre la fin de sa pause. Sur son chemin, elle croisa Brendan, occupé à replier un brancard.

— Salut, Brendan ! Comment ça va ?

— Très occupé. Je viens d'amener une pauvre dame complètement perdue. Son mari est mort à Noël, mais depuis ce matin, elle ne cesse de le réclamer. D'après la soignante qui la voit chaque jour, elle avait toute sa tête hier encore. Bizarre. Et toi, comment ça se passe ?

Brusquement, il fixa Lina.

— Mais… qu'est-ce que tu as fait à tes sourcils ?

— Shona les a teints. Je me sens toute drôle.

— C'est plutôt pas mal. Tu vas t'y faire.

Sur ce, il sortit son téléphone de sa poche.

Lina devina tout de suite le sens de ce geste.

— Et Alison ? Comment va-t-elle ?

— Nous avons passé l'après-midi dans l'aile de la maternité. Alison pensait que le travail avait commencé. Après contrôle par la sage-femme et monitoring, il s'avère que la naissance n'est pas pour aujourd'hui, mais que ça ne devrait guère tarder maintenant.

Il soupira profondément.

— Si tu savais comme je déteste la laisser seule !

Elle posa une main amicale sur l'épaule de son collègue, persuadée qu'il s'évanouirait dès que sa bien-aimée Alison entrerait en travail pour de bon. Pour l'instant, elle ne pouvait que lui répéter les platitudes qu'elle lui avait déjà dites cent fois.

— Je sais, Brendan. Ne t'inquiète pas. Tu sais bien qu'Alison te préviendra dès que le moment sera venu.

— Oui, bien sûr, mais je me fais quand même du souci. Et cet abruti de Peter avec qui je fais équipe cette nuit ! Tu sais ce qu'il m'a dit ?

— Non. Une gentillesse, j'imagine !

— Exactement : « Tu vas arrêter de me bassiner avec cette histoire d'accouchement ! Ras le bol de ton Alison chérie ! »

Avec un air misérable, il ajouta :

— Tu te rends compte ? C'est tellement plus sympa quand je travaille avec toi, Lina.

— Je comprends.

À vrai dire, Peter n'avait peut-être pas complètement tort, mais Brendan n'allait pas changer ! Entre deux patients, son esprit revenait automatiquement vers Alison et leur bébé.

— Ne prête pas attention à ce qu'il te dit. Tu pourrais peut-être…

Elle n'arriva pas à la fin de sa phrase. Garth venait de l'appeler d'une voix peu aimable. L'air courroucé, il s'avança vers eux.

— Lina ! Quand vous aurez terminé votre petite conversation, est-ce que je peux vous demander de préparer le box cinq pour que je puisse évacuer le patient du corridor ?

— Bien sûr, répondit Lina.

Déjà Garth s'éloignait à grands pas.

Elle roula les yeux en direction de Brendan.

— Eh bien ! Apparemment, le nouveau médecin n'est pas des plus aimables, souffla ce dernier. Il vaut mieux que je file tout de suite.

— Et lui, il ferait bien de réfléchir à deux fois avant de

me parler comme ça la prochaine fois. Il ne sait pas à qui il a affaire ! maugréa Lina.

Il n'allait pas tarder à le savoir. Elle n'était pas du genre à encaisser une réprimande imméritée. Depuis qu'elle travaillait, elle avait appris à s'affirmer, même s'il lui en coûtait parfois. Bien que la réplique ne lui vienne pas facilement, elle avait compris qu'il valait mieux se défendre quand les reproches immérités commençaient plutôt que de laisser cette habitude désagréable s'installer.

Et, pour une raison qui lui échappait, Garth Hughes commençait à lui manifester de la mauvaise humeur.

Le box cinq était en désordre, mais elle eut tôt fait de le remettre en état pour le prochain patient. Pourtant, tout en travaillant, elle s'apprêtait à réagir. Aussi, lorsque Garth vint vérifier que le box était prêt, elle se permit une question.

— Docteur Hughes, est-ce que je peux vous parler deux minutes, s'il vous plaît ?

— Oui, bien sûr, répondit Garth en s'immobilisant, tout attention maintenant.

— Quand vous m'avez réprimandée tout à l'heure au milieu du couloir, c'était injuste. C'était encore le moment de ma pause. D'ailleurs, je n'apprécie pas qu'on me parle comme à une élève en train de bavarder pendant le cours alors que…

Elle s'interrompit.

Non pas parce qu'elle était à court de mots, mais parce qu'elle était à bout de souffle.

Les yeux sombres de Garth avaient pris une teinte bleu marine, et maintenant qu'elle les regardait en face, elle était complètement fascinée. À cela s'ajoutait le trouble causé par le léger parfum de citron qui émanait de lui.

Elle découvrait avec désespoir que renoncer aux hommes comme elle se l'était juré n'était finalement pas si facile.

Mais, bon, ce trouble pouvait être dû à la colère qu'elle avait refoulée tout à l'heure.

Finalement, rassemblant ce qui lui restait de souffle, elle ajouta :

— … alors que j'ai parfaitement le droit de parler avec un collègue pendant ma pause sans être rappelée à l'ordre.

Garth la fixa de son regard bouleversant.

— C'est votre droit le plus strict, en effet. Je vous prie de bien vouloir m'excuser, j'étais tout à fait dans mon tort.

Elle eut du mal à avaler sa salive.

Non content de lui couper le souffle par l'intensité de son regard, voilà que Garth Hughes lui coupait les jambes en proférant pareilles excuses avec tant de simplicité. Au lieu de répondre par une réplique sèche, il avait tout de suite reconnu son tort.

— Oh… Eh bien, j'accepte volontiers vos excuses.

— J'en suis très heureux.

Elle pivota sur elle-même.

— Je vais chercher le patient qui attend dans le couloir.

Une fois qu'elle eut tourné le dos, elle se sentit les joues brûlantes comme au sortir d'une violente dispute.

Alors qu'il n'y avait entre eux qu'un échange courtois !

Elle s'attendait si peu à être ainsi bouleversée qu'elle en était complètement désarçonnée.

2.

— Madame Hill ? demanda Lina en lisant le nom de la patiente sur sa fiche.

Il s'agissait de la personne que Brendan venait d'amener. Les observations faites par les premiers secours mentionnaient un état préoccupant, lié à un état de confusion mentale et à un taux de glucose excessif. La vieille dame était très agitée, tout en sueur, et elle avait réellement besoin d'être examinée par un médecin.

— Je vais vous installer dans un box confortable, madame, ajouta Lina.

Mme Hill était une petite femme âgée de plus de quatre-vingts ans, toute frêle, mais bien décidée malgré son grand âge à ne pas passer cette soirée du vendredi dans le département des urgences.

— Je veux rentrer chez moi ! ne cessa-t-elle de répéter pendant que Lina la déshabillait.

— Vous allez très vite y retourner, mais il vaut mieux qu'un médecin fasse un bilan de votre état de santé avant de vous laisser repartir.

Le problème, c'était que Huba était occupée en salle d'opération et que l'intervention allait la retenir un certain temps.

— Mme Hill est fébrile et très déshydratée, pourrais-tu l'examiner ? demanda Lina à Dianne, qui se trouvait de permanence dans le service.

— Je préférerais que tu fasses intervenir quelqu'un d'autre, dit la jeune femme. Je commence à peine, et…

— C'est vrai. Il doit bien y avoir un autre médecin par là.

À ce moment, Lina aperçut May qui sortait du bloc opératoire.

— Huba est toujours occupée ?

— Oui. Il y a des complications. En revanche, je crois que Garth a fini avec son patient admis en réanimation. D'ailleurs, le voici qui arrive.

Garth prit la fiche d'admission de la vieille dame, non sans avoir au préalable jeté un regard contrarié sur la file des urgentistes qui attendaient que leur patient soit examiné.

Pourtant, quand il se tourna vers Mme Hill, son visage était métamorphosé : souriant, aimable, ouvert.

Il se présenta à la vieille dame avant de l'interroger sur un ton amène, parfaitement inattendu de la part de cet homme qu'elle avait déjà catalogué comme ronchon, et elle eut l'impression de rêver :

— Comment vous sentez-vous, madame Hill ?

— Je croyais que c'était votre travail de me le dire ! rétorqua la patiente sèchement. Pour ma part, je ne vois aucune raison de rester ici. Je veux rentrer chez moi !

— Je comprends. Quelle est votre adresse, madame Hill ?

— Vous le savez parfaitement, puisque c'est écrit en toutes lettres sur ma fiche, répliqua-t-elle.

— C'est vrai, approuva Garth, toujours aussi patient et aimable. Vous connaissez le traitement que vous suivez habituellement ? poursuivit-il.

— Tout est écrit là-dedans, insista Mme Hill en désignant la fiche cartonnée qu'il tenait.

— Bien. Maintenant, si vous le permettez, je vais vous examiner.

— Non ! s'écria-t-elle. Je ne suis pas d'accord. Je veux rentrer chez moi, c'est tout !

Garth continua à questionner la vieille dame avec infiniment de ménagements, mais chaque fois, elle se débrouillait avec beaucoup de malice pour esquiver la réponse attendue.

— Qu'est-ce que ça peut faire, tout ça ? finit-elle par crier, sans doute à bout de ruse et de patience.

— Je pense, madame Hill, que vous vous trouvez dans un

léger état de confusion et que vous vous appliquez de votre mieux à ne pas le montrer, expliqua gentiment Garth.

— Et alors ? Qu'est-ce que vous feriez à ma place ?

Elle se laissa aller sur les oreillers et des larmes lui montèrent aux yeux. Elle reprit d'une voix beaucoup moins assurée :

— Je ne comprends pas ce qu'il se passe. J'étais chez moi, bien tranquille, et puis des hommes sont arrivés et m'ont fait sortir de mon lit.

— Il s'agissait des urgentistes, expliqua Lina en prenant la main de la vieille dame. C'est l'infirmière qui s'occupe de vous tous les jours qui s'est inquiétée de votre état quand elle est venue vous donner vos médicaments pour la nuit. Il lui a semblé que vous n'étiez pas vous-même. Ensuite, votre généraliste a demandé à une ambulance de venir vous chercher.

— Comment ont-ils pu pénétrer chez moi ?

— Votre infirmière leur a donné le code.

Lina, qui avait eu à maintes reprises l'occasion de s'occuper de cas semblables, expliqua calmement la situation à la patiente, puis elle jeta un regard sur Garth.

— Mme Hill a perdu son mari récemment.

— Ah... Ce n'est pas mentionné sur la fiche, remarqua Garth.

Puis, se tournant vers la patiente :

— Je suis désolé, madame Hill. Quand donc votre mari est-il mort ?

— C'est la première fois que je passe un Noël sans lui, murmura la vieille dame.

Enfin, ils arrivaient à quelque chose d'intéressant.

— Les infirmiers vous ont trouvée dans un état de grande déshydratation.

— Bert m'apportait mon thé...

— C'est difficile en effet de changer d'habitudes, approuva Garth. Maintenant, votre corps a besoin de récupérer les liquides que vous n'avez pas pris ces derniers temps.

— Bert me manque.

— Bien sûr. À votre avis, qu'est-ce qu'il dirait s'il se trouvait à côté de vous en ce moment ?

La vieille dame esquissa un sourire contraint.

— Il me conseillerait de laisser le médecin faire son travail.

— Alors, avec votre permission, je vais vous examiner pour mieux connaître votre état de santé.

Enfin consentante, elle laissa Garth procéder.

Pendant tout le temps que dura l'examen, il expliqua ce qu'il faisait, visiblement compréhensif de la fière lutte qu'elle menait pour se cramponner à la réalité.

— Lina va vous faire une prise de sang, annonça Garth. Et elle va aussi recueillir un échantillon d'urine pour analyses.

Puis il les laissa toutes deux en tête à tête.

— Je déteste ça ! protesta Mme Hill, qui se laissa faire néanmoins.

— C'est bien normal, approuva Lina, mais il n'y en a que pour un instant.

Ensuite, elle écouta Amy Hill se souvenir de son mari, Bert. La malade paraissait profondément heureuse de mentionner toutes les attentions que son mari avait pour elle au cours de la journée.

— Il m'apportait mon thé tous les matins, lui confia-t-elle. J'avais tendance à oublier mes médicaments, mais il se rappelait toujours ce que je devais prendre et à quel moment.

Lorsque Lina la quitta, en ayant soin de laisser ouverts les rideaux du box de manière à ce qu'elle aperçoive la salle des infirmières, celle-ci paraissait bien plus calme qu'un peu plus tôt.

Comme elle allait apporter l'éprouvette au bureau pour qu'elle parte au laboratoire d'analyses, elle y trouva Garth.

— Comment va Mme Hill, maintenant ?

— Elle est beaucoup plus calme.

Tout en parlant, elle lui sourit.

Au lieu de se replonger aussitôt dans ses notes, Garth hocha la tête, et le temps parut s'arrêter.

Elle sentit le rose lui monter aux joues et trouva cela très déstabilisant.

Très agréablement déstabilisant.

En fait, il n'y avait eu qu'un hochement de tête de sa part à lui et un sourire de sa part à elle. Pourtant, ce non-événement s'imprégna profondément dans l'esprit de Lina.

— C'est très bien, dit-il. Je pense qu'il s'agit simplement d'une infection urinaire. Elle s'est certainement négligée depuis qu'elle est seule.

— Elle m'a dit que son mari s'occupait beaucoup d'elle. Il lui apportait son thé, surveillait son taux de glucose…

— Nous allons attendre les résultats des analyses, mais elle a besoin d'être envoyée dans le service de gériatrie. Cette infection aggrave certainement un état de confusion mentale que Bert avait pris l'habitude de gérer.

— Peut-être est-elle aussi envahie par le chagrin ?

— C'est possible…

Garth ouvrit la bouche comme pour ajouter quelque chose, mais il changea d'avis.

— Huba est toujours en salle d'opération ?

— Oui.

— Je vais la rejoindre.

Sur ce, il laissa Lina dans un état second.

Cette conversation tout à fait banale lui paraissait extraordinaire !

— Ça va, Lina ? demanda May, qui avait remarqué son trouble.

— Oui, pas de problème.

Pas de problème, non, mis à part le fait qu'elle était en train de tomber sous le charme de ce médecin grincheux et déconcertant.

Cet étrange sentiment, cette vive conscience de leur attirance l'un envers l'autre, voilà qui lui semblait très inquiétant.

Vers 4 heures du matin, alors que le département était plus calme, May et Lina sirotaient un café ensemble.

— Tu es contente de revenir un peu parmi nous ? demanda May.

Lina sentit que Garth, qui était occupé à quelques pas d'elles à entrer des données dans l'ordinateur, les écoutait.

— Oui, admit-elle. J'apprécie toujours énormément les permanences que j'effectue ici.

— Tu sais, si tu as envie de reprendre ton métier d'infirmière, je suis sûre qu'on peut te trouver un créneau dans l'emploi du temps. Il te suffit de me tenir au courant.

— Vous avez envie de redevenir infirmière ? demanda Garth en levant le nez de son ordinateur.

Donc, il était effectivement en train d'écouter.

— Lina est devenue urgentiste, expliqua May, mais elle a effectué tous ses stages ici. Alors, elle revient de temps en temps assurer une permanence. C'est bien avec Brendan que tu parlais tout à l'heure ? s'enquit-elle.

— Oui. Cette nuit, il est de service avec Peter.

— Le pauvre ! Au fait, son bébé doit être sur le point de naître ?

— Ah, je comprends…, intervint Garth.

Son regard bleu sombre rencontra celui de Lina.

Cela ne dura qu'une seconde, mais elle sut qu'il était en train de repasser dans sa tête la conversation qu'il avait interrompue un peu plus tôt entre elle et Brendan.

Elle afficha un petit sourire à son intention.

— Non. Il y en a encore pour trois semaines, corrigea Lina. Pourtant, il est persuadé que la naissance va se produire dans la soirée. Le problème, c'est que ça fait trois semaines déjà qu'il raconte la même histoire. De toute façon, nous serons tous au courant, puisque Alison va venir accoucher ici.

— C'est sûr qu'il va nous offrir le champagne, tellement il est heureux de cet événement, assura May.

Lina ne chercha pas à poursuivre la conversation. Elle avait du mal à trouver ses mots, ce qui était tout à fait inhabituel chez elle. En fait, elle avait besoin d'une pause pour recouvrer ses esprits.

Tout ce bouleversement, cette émotion, pour quelle raison ? Garth.

La présence de Garth la troublait. C'était ridicule. Complètement ridicule, parce qu'il était tout à fait hors de sa portée. Garth

Hughes était en effet incroyablement séduisant. Or, si elle en croyait les incursions qu'elle avait faites sur Internet, elle ne pouvait guère viser plus haut que la moyenne en matière de séduction chez ses partenaires.

— Tu es bien silencieuse, reprit May. C'est cet homme isolé souffrant d'un infarctus qui t'a bouleversée ?

— Non, j'ai l'habitude.

C'était vrai. En tant qu'urgentiste, elle avait suivi un entraînement qui l'avait préparée à affronter le pire. Mais devant son incapacité à chasser sa tristesse, elle devait reconnaître que, en effet, la situation de cet homme l'avait émue.

— Enfin si, un peu. C'est douloureux d'essayer de retrouver sa famille…

— Ça t'a rappelé ton père, non ?

Lina échangea un regard avec sa collègue.

May était au courant du malaise de son père outre-mer, quelques années plus tôt. Mais si elle connaissait le fond de l'histoire, Lina ne lui en avait pas raconté tous les détails.

— Oui, tu as raison. Ce malade m'a un peu déstabilisée.

Garth tendit l'oreille, attendant que Lina s'explique davantage.

Elle ne le fit pas.

Il avait espéré que la curiosité de May la pousserait à persévérer dans ses questions et qu'il en apprendrait ainsi davantage. Malheureusement, ce ne fut pas le cas. Au contraire, celle-ci se tourna vers lui pour lui poser une question concernant le travail.

— Vous êtes de garde ce soir, docteur Hughes ?

— Non, répondit-il, laconique.

Puis, alors qu'il s'apprêtait à retourner à son ordinateur, il se souvint qu'il avait décidé de se montrer plus sociable.

— Je vais défaire mes cartons, ajouta-t-il à contrecœur.

— Des cartons ? Quels cartons ? demanda May, visiblement surprise de ce lambeau d'information librement consenti.

— J'ai changé d'appartement pendant mon congé.

— Ah bon !

— Il est encore très nu, ça m'affole un peu. Maintenant que les anciens propriétaires ont retiré leurs meubles, je commence à me demander si je ne me suis pas lancé dans une aventure bien compliquée.

— Vous avez acheté ?

— Oui.

— Où se trouve-t-il ?

— Tout près d'ici. Enfin, ajouta-t-il malgré lui sur un ton crispé, ce n'est tout de même pas assez près pour que vous débarquiez chez moi à tout moment de votre service pour me faire signer un papier !

— Dommage, répliqua May en riant. En tout cas, j'imagine que puisque vous êtes propriétaire, vous n'allez pas repartir de sitôt ?

De par ses responsabilités d'infirmière en chef, May avait, il le savait, eu connaissance de son curriculum, et donc des multiples villes dans lesquelles il avait travaillé au cours des six années précédentes. En Écosse, dans les Midlands, dans le Sud. Avant cela, il avait travaillé au pays de Galles. En tout cas, le fait qu'il se soit rendu acquéreur d'un appartement pour la première fois depuis tout ce temps était en effet significatif.

Heureusement, May renonça à creuser plus avant et se contenta de lui adresser un sourire.

— Autrement dit, nous allons vous garder parmi nous ! conclut-elle gaiement.

— Ça m'en a tout l'air, marmonna-t-il.

Sur ce, il se mit debout en étouffant un bâillement.

— Il faut que j'aille manger quelque chose, mais si vous avez besoin de moi, n'hésitez pas à m'appeler. Au fait, où est Huba ?

— Toujours en salle d'opération.

Une fois qu'elles furent seules, May précisa à l'intention de Lina :

— Huba se cache en salle d'opération !

— Elle se cache ? Qu'est-ce que tu veux dire, May ?

— Elle a perdu confiance en elle. Tu te rappelles cette nuit où cette grande maison a brûlé ?

— Oui. C'est moi qui ai amené la mère à l'hôpital.

— Huba est encore en train de subir les conséquences de cette catastrophe. Elle ne s'en remet pas. Garth fait son possible pour l'aider à retrouver confiance en elle, mais elle l'a compris, et elle fait tout ce qu'elle peut pour le fuir.

Commençant à comprendre un peu mieux les liens qui unissaient les deux médecins, Lina hocha la tête.

Huba était gênée de demander conseil à Garth.

— La malheureuse !

— Elle se sortira de cette mauvaise passe, mais heureusement que Garth fait attention à elle. J'ai beau me plaindre de son peu de talents en société, personne n'est plus capable de vous soutenir que lui quand il y a un problème.

— Ses talents en société ?

— Oui. Il s'est montré particulièrement bavard ce soir. Après tout, peut-être que ses vacances lui ont fait du bien ?

Profitant de ce qu'elles étaient toujours en tête à tête, Lina décida de se lancer dans une conversation assez délicate.

— May… Il faut que je te demande quelque chose.

— Je devine ! Tu veux revenir travailler ici à temps complet ?

— Non, avoua Lina avec un sourire désolé. Je viens de postuler un poste, et je voulais te demander si tu accepterais de me donner une référence. Pour l'instant, je n'en ai encore parlé à personne.

— Où se trouve ce poste ?

— À Newcastle.

— C'est loin d'ici !

— Oui.

— Je ne comprends pas. Ta famille vit à Londres, et tu as beaucoup d'amis ici.

— C'est vrai, mais les loyers sont trop élevés pour que je puisse me permettre d'avoir un appartement à moi seule. J'en ai assez de la colocation. Mon père est de Newcastle, il me reste un peu de famille là-haut. J'aime la ville. Nous allions souvent y passer nos vacances.

— Mais, Lina, ta vie est ici !

— Je peux m'en créer une nouvelle là-bas. D'ailleurs…

Elle se tut en voyant Huba les rejoindre.

— Salut, dit celle-ci. Où est Garth ?

— C'est sa pause, répondit May.

— Ah, très bien.

Lina alla chercher les résultats des analyses de Mme Hill. Le taux de potassium était trop élevé. Elle montra les résultats à Huba.

— Comment va-t-elle maintenant ?

— Elle dort profondément. La réhydratation a dû lui faire beaucoup de bien, car elle paraissait moins désorientée avant de s'endormir.

— Je pense qu'il faudrait la mettre sous monitoring et montrer ces résultats à Garth.

— Pas de problème. J'allais justement lui faire signer un bulletin de sortie. Je peux les lui communiquer de votre part.

Une fois Mme Hill placée sous surveillance, Lina se dirigea vers la salle du personnel, où elle trouva Garth endormi, la tête appuyée contre le dossier de sa chaise, les yeux clos, la bouche entrouverte.

Un étrange sentiment de déjà-vu s'empara d'elle.

Il lui semblait connaître ce visage, mais où l'aurait-elle rencontré ? Dans quelles circonstances ?

Incapable de s'en souvenir, elle s'efforça de chasser de son esprit cette singulière impression.

Pourtant, elle avait la certitude que Garth Hughes ne lui était pas inconnu.

Finalement, elle se tira de cette sensation de malaise en se disant qu'elle l'avait forcément aperçu un jour où elle avait amené un patient à l'hôpital.

Garth avait dû sentir qu'elle l'observait, car il ouvrit les yeux et s'adressa à elle.

— Il y a un problème ? Vous avez besoin de moi ?

— Non, tout va bien, répondit-elle en rougissant.

Malgré tout, elle n'arrivait toujours pas à écarter ce trouble étrange.

— Je venais vous faire signer un bulletin de sortie et vous montrer les résultats des analyses de Mme Hill.

Cette fois, c'était Garth qui l'observait. Il avait dû remarquer son air perturbé. Toutefois, il l'attribua visiblement à une autre cause.

— Vous vous sentez bien ?

— Oui, oui, bien sûr !

— May m'a mis au courant des circonstances du décès de votre père. Je comprends mieux pourquoi cet arrêt cardiaque vous a troublée.

— Mon père n'est pas mort, corrigea-t-elle. Il voyageait beaucoup pour son travail, et il a eu cette attaque dans un hôtel de Singapour.

— Ah, je vois.

Évidemment, il ne voyait rien du tout ! Comment aurait-il pu ? Ni May ni Brendan ne connaissaient toute l'histoire. Mais, bizarrement, elle se surprit à la raconter à Garth.

— C'est comme ça que ma mère a appris qu'il avait une liaison.

— Voilà qui a dû être un choc pour elle !

— Oui. En fait, elle ne l'a su que trente-six heures plus tard, parce que la femme qui accompagnait mon père se faisait passer pour son épouse légitime.

Son regard croisa celui de Garth.

— Comment l'ex-épouse de M. James a-t-elle pris la nouvelle de son malaise ?

— Bien mieux que je ne craignais. Elle a tout de suite pris la route. À l'heure qu'il est, elle est même certainement arrivée. Vous aviez raison, Lina, ils ont des enfants ensemble.

— C'est une bonne chose qu'ils soient tous prévenus, conclut Lina avec un sourire.

Alors qu'elle supposait que leur conversation personnelle était close, Garth l'enveloppa de son regard bleu nuit.

— Votre mère s'est rendue à Singapour ?

— Non. À la place, elle a envoyé son avocat. Vous ne trouvez pas cela bizarre ?

— Bizarre ?

— Moi, il me semble que j'aurais sauté dans le premier avion, ne serait-ce que pour flanquer une bonne gifle à l'homme qui me trompait !

Garth esquissa un sourire. Vraiment, une simple esquisse de sourire, mais ce fut suffisant pour qu'elle sente chavirer son cœur.

Aussi, elle se hâta de se remettre à bavarder.

— Bref, nous avons de la chance que ce pauvre M. James n'ait qu'une ex-épouse à son chevet !

Sur ce, elle alla retrouver Mme Hill, qu'elle fit passer dans l'unité de gériatrie où celle-ci fut accueillie de façon très amicale.

— Le petit déjeuner va bientôt arriver, annonça l'infirmière de garde, mais je vais vous chercher une tasse de thé pour vous aider à vous installer.

— On va bien s'occuper de vous ici, madame Hill, déclara Lina.

La vieille dame qui avait manifesté de l'inquiétude lors de son transfert paraissait apaisée, consciente sans doute d'être passée entre de bonnes mains.

Lina alla retrouver May qui s'apprêtait à assurer le roulement de la garde.

— Je signe ta feuille de présence pendant que tu prépares ce chariot, et tu pourras partir. Merci, Lina, c'est toujours un plaisir de te retrouver. Et si un jour tu as envie de me parler de tes projets, n'hésite pas à me téléphoner !

— Merci, May. J'apprécie ton amitié.

— Et bien sûr, je te donnerai tes références. Mais, je t'en prie, ne saute pas sur la première proposition venue.

Ce conseil était plein de sagesse, pensa Lina en retirant son uniforme dans le vestiaire. Elle jeta sa blouse dans le panier à linge sale et sourit à son reflet dans la glace.

Ses sous-vêtements en satin vert émeraude, sa seule faiblesse en matière vestimentaire, passaient bien sûr complètement inaperçus, mais peu importe ! Ils ne manquaient jamais de la mettre de bonne humeur. Cette luxueuse touche de féminité la faisait se sentir bien, ou tout au moins un peu mieux.

Par-dessus, elle enfila un jean sombre et un gros pull avant de chausser ses bottes, puis son grand manteau gris et sa longue écharpe, qu'elle enroula plusieurs fois autour de son cou.

— Au revoir ! lança-t-elle à Dianne qui venait aussi de terminer sa garde.

— À bientôt, mais pas trop vite tout de même, déclara celle-ci.

Bien sûr, elle faisait allusion au fait que sa prochaine apparition serait causée par l'arrivée d'un malade allongé sur un brancard.

Lina adressa un sourire à la ronde.

— Au revoir, tout le monde !

Le sourire de Lina n'échappa pas à Garth, occupé à parler à la famille de l'un des patients hospitalisés. Malgré le sérieux de la conversation dans laquelle il était plongé, quelque chose le poussa à tourner la tête à ce moment-là, et sans trop savoir pourquoi, il alla même jusqu'à s'excuser de s'interrompre au milieu d'une phrase.

Il y avait des lustres qu'une femme n'avait ainsi retenu son attention. En fait, il était dans l'incapacité de pointer ce qui lui plaisait chez Lina, mais il sentait que s'il ne faisait pas quelque chose tout de suite, il risquait de ne plus jamais la revoir. Et brusquement, cette éventualité lui parut insupportable.

— Lina !

Comme elle se retournait, il plongea le regard dans ses yeux d'un vert subtil.

— Je peux vous parler un instant avant que vous partiez ?

— Vous voulez me demander de préparer un nouveau box ? demanda-t-elle pour le taquiner.

Un sourire timide naquit sur le visage de Garth.

Pour Lina, qui avait compris à quel point il souriait rarement, ce fut la meilleure récompense qu'elle pouvait espérer après une nuit de travail.

— Euh… Non, bien sûr ! Mais je vous dois des excuses.

— Encore ?

— Oui. J'ai presque terminé ma garde. Venez prendre le petit déjeuner avec moi pour me permettre de le faire.

Un peu surprise, elle ne tarda pourtant pas à réagir.

— Pourquoi pas ?

— Mais je préfère éviter le snack de l'hôpital. Il y a un café très sympa juste à côté. Si vous voulez, nous pouvons nous y retrouver dès que j'aurai terminé.

— Parfait. Je vous y attendrai.

— Je tarderai peut-être un peu, car je dois attendre l'arrivée de Richard pour partir.

— Pas de problème. J'ai l'habitude de ce genre de retard.

Ce dont elle n'avait pas l'habitude par contre, c'était qu'un séduisant médecin l'invite à partager son petit déjeuner !

Voilà qui était troublant et délicieusement agréable.

Ou, plus précisément, c'était le Dr Garth Hughes qui était troublant et délicieusement agréable.

3.

— Salut, Lina !

Dans le café, tout le monde la connaissait, même si le personnel mettait un peu de temps à la reconnaître quand elle ne portait pas sa tenue d'urgentiste.

— Qu'est-ce que tu prends ? Comme d'habitude ? demanda la jeune femme qui servait au bar.

Son ordinaire consistait en un café et un croissant aux amandes, mais bien que son estomac lui réclame quelque chose de consistant, elle préféra attendre l'arrivée de Garth pour compléter sa commande.

— Pour l'instant, ce sera juste un café noir.

— Comme tu voudras, acquiesça la barmaid.

Puis, comme Alison et Brendan habitaient le quartier, elle posa la question que tout le monde avait sur les lèvres :

— Alors, est-ce que le bébé de Brendan est né ?

— Non, pas encore, dit Lina. Mais je suis sûre que tout le monde sera mis au courant de l'heureux événement à la minute même où il se produira !

À cette heure matinale, il y avait encore peu de monde dans la salle. Elle choisit une table près d'une fenêtre et chercha dans son sac une lingette pour se rafraîchir un peu le visage.

Contrairement à Shona qui transportait toujours avec elle un nécessaire de toilette lui permettant de passer du stade grunge à celui de top model en quelques minutes, Lina se contentait d'une petite trousse fermée par un zip. Dedans, elle ne trouva qu'une brosse à dents, un tube de dentifrice et un déodorant. Même pas le plus élémentaire bâton de rouge à lèvres !

Aussi, au lieu de se maquiller pour ce rendez-vous inattendu, elle se mit à regarder par la fenêtre en se disant qu'il ne s'agissait que d'une rencontre professionnelle.

Pourtant, elle avait l'intuition que Garth Hughes n'était pas le genre d'homme à demander souvent à une infirmière de venir le retrouver dans un café à la fin de sa nuit de garde.

À moins que… Étant donné la malchance qu'elle traînait avec les hommes, c'était peut-être au contraire sa façon habituelle de procéder ?

Il lui faudrait sans doute un peu de temps avant de trouver la réponse à cette question.

Lorsque Garth arriva, vêtu lui aussi d'un grand manteau gris qu'il accrocha à la patère de l'entrée, elle remarqua qu'il portait maintenant un jean noir et un pull assorti. Même vêtu de manière aussi simple, il dégageait une impression d'élégance. Et de séduction.

Tout au long de sa permanence, elle s'était efforcée de ne pas tenir compte de cette évidence, mais maintenant qu'ils étaient sortis de leur cadre de travail, on aurait dit que son corps s'autorisait à le reconnaître.

Surprise par sa réaction, elle se mit à rougir.

— Désolé d'avoir autant tardé, dit-il en s'asseyant.

— Pas de problème ! J'avais envie de manger quelque chose avant de rentrer chez moi.

— C'est où, chez vous ?

Il parut surpris d'apprendre qu'elle vivait à l'autre bout de Londres.

— C'est là que je me suis installée quand j'ai commencé mes études d'infirmière, et j'y suis restée.

— Vous avez passé votre commande ?

— Non, pas encore.

Elle commanda donc son habituel croissant aux amandes et un café. Garth commanda un thé accompagné d'un sandwich.

— J'ai cru comprendre que vous avez été infirmière avant de devenir urgentiste ?

— Oui, mais j'ai découvert assez vite que ce métier ne me plaisait pas autant que je l'aurais cru. Finalement, à l'occasion d'un complément de formation, le travail des urgentistes m'a passionnée au point de me faire envisager une reconversion.

— Vous avez donc changé de métier ?

— Oui. Grâce à May qui s'est débrouillée pour me permettre de participer à quelques missions.

Garth se tourna vers la serveuse qui leur apportait leur commande. En découvrant le contenu de son assiette, il arbora un sourire gourmand.

— Voilà qui a l'air délicieux et réconfortant !

— Vous ne serez pas déçu en y goûtant. Ici, on sait ce qu'il faut servir pour remettre sur pied une équipe qui a passé la nuit à travailler.

Puis, après avoir avalé une gorgée de café, elle reprit le sujet de conversation précédent.

— J'ai terminé mes études d'infirmière, et ensuite j'ai enchaîné avec la préparation d'urgentiste.

Par-dessus la table, elle adressa un sourire à son compagnon.

— Tout cela pour en arriver aujourd'hui à me demander pourquoi je mérite des excuses !

Garth afficha un air embarrassé.

— Je n'avais pas le droit de vous faire de remontrance pendant votre pause…

— Nous avons déjà réglé cette question.

Apparemment, ce n'était pas l'opinion de Garth qui poursuivit :

— J'ai pensé que l'homme avec lequel vous parliez était votre compagnon.

Elle ouvrit de grands yeux, étonnée.

— Qu'est-ce qui vous a mis cette idée en tête ?

— Il a dit que vous lui manquiez.

Elle éclata franchement de rire.

— Je lui manque parce qu'il aime mieux travailler avec moi qu'avec Peter !

— Désolé, mais cela m'a mis en colère.

Elle s'apprêtait à lui demander pourquoi, lorsqu'elle remarqua tout à coup que son regard s'était fixé sur sa bouche.

Elle regretta vivement de ne pas avoir eu dans son sac le

fameux bâton de rouge à lèvres que Shona lui recommandait depuis des lustres d'avoir toujours avec elle. Puis, elle se reprocha de lâcher ainsi la bride à son imagination. Ce n'était pas pour autant que Garth s'intéressait à elle !

— Ah…, se contenta-t-elle de souffler.

— Oui, ça m'a agacé, précisa Garth. Personnellement, j'ai toujours choisi de ne pas entretenir de relation sentimentale au travail. En vous voyant parler avec celui que je prenais pour votre compagnon dans la vie, je me suis demandé si je devais faire une exception à ma règle. Je reconnais que je me suis un peu emballé.

Il esquissa un sourire gêné.

— Bien sûr, je sais que je ne suis pas très sociable, mais je n'ai pas l'habitude de faire des reproches à un membre de mon équipe parce qu'il parle dans le service. Tout au moins, normalement !

— Ce n'est pas grave, le coupa-t-elle.

En fait, elle était enchantée. Jamais de sa vie elle n'avait reçu plus charmante excuse ! L'honnêteté de Garth et le moyen qu'il employait pour ne pas lui cacher qu'elle lui plaisait lui paraissaient rafraîchissants.

Pourquoi ne pas s'autoriser à en faire autant ?

— Je suis très contente que cela vous ait agacé !

— Vous m'en voyez ravi. Voilà six mois maintenant que je travaille à l'hôpital, et nos chemins ne se sont jamais croisés. Je suis certain que je ne l'aurais pas oublié si cela s'était produit.

— Pourtant, il me semble que c'est arrivé…

En ce moment, elle avait la certitude qu'elle avait déjà rencontré Garth. Comment avait-elle pu oublier les détails de cette entrevue ?

— En tant qu'urgentistes, nous passons souvent à l'hôpital…

Puis, brusquement, elle pensa se souvenir de cette occurrence.

— Je sais ! Vous vous rappelez cette grande maison qui avait pris feu ? Vous étiez sûrement de garde cette nuit-là, avec Huba qui est venue sur le terrain donner les premiers soins aux brûlés.

— J'étais d'astreinte, et on a effectivement fait appel à moi, mais tous les patients avaient déjà été hospitalisés quand je suis arrivé. En tout cas, je ne vous aurais pas oubliée si je vous avais aperçue à cette occasion.

Elle pensait la même chose.

— Ce que j'essaye de dire, reprit Garth, c'est que je ne veux pas attendre encore six mois pour que nos chemins se croisent à nouveau.

Cela clairement avoué par l'un et entendu par l'autre, ils commencèrent à manger tout en parlant de mille et une choses, en particulier des vacances prochaines de Lina.

Elle laissa pourtant de côté son éventuel projet de mutation pour Newcastle.

— Je vais partir marcher, déclara-t-elle.

— Faire de la randonnée sportive ?

— Non, juste marcher et aller d'une pension de famille à une autre. Je rencontre souvent des randonneurs purs et durs, mais je ne fais pas partie de ce groupe d'acharnés. J'avoue que, en ce qui me concerne, mes balades comportent aussi pas mal d'arrêts dans diverses boutiques.

Elle allait continuer en lui parlant de sa passion pour les antiquaires, et en particulier de sa collection de petites ambulances des générations précédentes, mais elle se souvint du conseil de Brendan, et elle s'interrompit.

— Je pars avec un sac à dos, je prends un bus ou un train, et le soir, je m'arrête dans un coin qui me paraît sympa. J'ai une carte d'Angleterre et d'Irlande sur un des murs de ma chambre, et je coche tous les endroits que j'ai visités et où j'ai pris une consommation ou un repas. Simplement traverser le village ne compte pas.

— Vous en avez vu beaucoup ?

— Pas suffisamment !

— Qu'est-ce qui vous plaît là-dedans ?

— Je respire ! Et je réfléchis, ou je ne réfléchis pas, selon les cas et mon humeur.

— Voilà qui paraît très ressourçant.

— En effet.

— Vous ne partez jamais en voiture ?

— Je n'en ai pas. Je dors dans le train, c'est autant de temps de loisir gagné. C'est tellement agréable de partir, de voir du pays, d'avoir du temps pour remettre la vie en perspective…

Doucement ! D'où lui venait cette facilité à se confier ainsi à Garth Hughes ?

C'était sa faute à lui, sans aucun doute. Parce qu'il était trop… En tout cas, de façon très inattendue, il avait réussi à faire sauter les barrières qui lui rendaient d'ordinaire toute tentative de flirt horriblement compliquée.

Elle essaya de lui donner un âge, estima qu'il était au milieu de la trentaine et, étant donné le flirt qu'il avait entrepris avec elle, probablement célibataire.

Mais ils n'en étaient pas encore arrivés à ce stade de confidences. C'était amusant d'apprendre à se connaître sans rien brusquer.

Sauf que maintenant, il était tard. Ou plutôt, il était tôt pour la plupart des gens mais quand on avait travaillé toute la nuit, il est tard, très tard ! D'ailleurs, elle avait du mal à retenir une grande envie de bâiller.

— Je vous ennuie, j'imagine ! plaisanta Garth qui s'en était rendu compte.

Elle planta son regard dans les yeux bleu marine de son vis-à-vis.

— Pas du tout. J'ai juste besoin d'aller dormir.

Une fois de plus, ils échangèrent un sourire.

Le sourire étincelant de Garth lui fit perdre la tête. Être embrassée par un homme aussi séduisant devait être un pur délice…

Heureusement, elle se ressaisit vite, consciente qu'un grain de folie s'était emparé d'elle. Elle ne pouvait pas continuer sur cette lancée, le manque de sommeil lui jouait un tour !

Elle se leva pour aller se passer un peu d'eau fraîche sur le visage avant que la situation dégénère.

À son retour, quand elle s'avança pour régler sa consommation, la serveuse lui dit que Garth s'en était déjà chargé.

Elle le remercia tandis qu'ils regagnaient la rue où le soleil brillait par moments sans que la pluie s'arrête vraiment de tomber. C'était le genre de temps où il faut cligner des yeux à cause de la lumière mais où tout à coup un nuage cache le soleil, et on ne sent plus que la pluie glacée qui vous tombe dessus.

Ils avaient commencé à marcher côte à côte en silence quand, brusquement, Garth l'attira contre lui et l'embrassa, répondant à l'envie qu'ils en avaient tous les deux depuis le début sans oser se l'avouer.

Les deux mains tendres et tièdes de Garth lui encadraient le visage, et elle se sentait envahie par un tourbillon de désir étourdissant. Le bruit des voitures qui passaient à côté d'eux n'existait plus, la sensation de froid avait disparu, la pluie qui tombait sur eux lui paraissait délicieuse.

Les baisers échangés à 9 heures du matin par un froid matin d'hiver après une nuit sans sommeil devaient être particulièrement troublants !

Tout en continuant à l'embrasser lentement, savamment, mais avec une passion qui ne faisait que s'accroître, Garth glissa les mains à l'intérieur de son manteau et lui agrippa les hanches. Lorsqu'il releva la tête, elle redécouvrit le bleu incroyable de ses yeux.

Elle les avait crus bleu marine, mais maintenant, ils étincelaient et paraissaient beaucoup plus clairs.

— On se revoit ce soir ? demanda-t-il d'une voix rauque.

Shona aurait certainement conseillé à Lina de ne pas accepter trop vite et dévoiler ainsi qu'elle n'avait aucun projet un samedi soir. Mais comment feindre l'indifférence quand le corps de l'homme qu'on désire est collé contre le vôtre, brûlant et tendu ?

— D'accord, mais il faut vite que je rentre maintenant, sinon je vais m'endormir dans le métro…

— Pas question que tu prennes le métro ! Je te reconduis chez toi. On peut se tutoyer, non ?

— On peut se tutoyer, bien sûr, mais pas question que tu fasses le taxi pour moi.

— Bien sûr que si ! Je t'ai fait perdre une heure en sortant de ta garde, c'est le moins que je puisse faire.

Eh bien… Voilà un luxe auquel elle n'était pas habituée. La plupart du temps, elle finissait plus tard que l'heure prévue et luttait contre le sommeil pendant tout le temps de son trajet en métro de peur de manquer son arrêt. C'était vraiment agréable pour une fois d'être dispensée de cette épreuve.

Ils marchèrent donc jusqu'à l'appartement de Garth qui se trouvait effectivement tout près de l'hôpital.

— S'il te plaît, demanda-t-il en riant, ne dis pas à May combien je vis proche du service.

Grâce au ciel, il eut le bon goût de ne pas l'inviter à monter chez lui.

Au contraire, ils descendirent dans le parking souterrain, et elle se trouva installée confortablement dans une voiture bien chaude. Malheureusement, Garth mit un CD d'une musique qu'elle trouva abominable. Mais il paraissait au contraire l'apprécier vivement, et elle estima qu'il était trop tôt pour lui dire ce qu'elle en pensait.

Une fois qu'ils furent arrivés à destination, il l'embrassa une nouvelle fois. Avec quel plaisir elle lui aurait proposé de monter avec elle ! Mais de cela, il n'était pas question. Tout au moins aujourd'hui.

Il lui semblait avoir des ailes en montant l'escalier et lorsqu'elle déboula dans l'appartement, Shona comprit tout de suite qu'il se passait quelque chose.

— Alors ?

— Alors, le médecin chef m'a ramenée à la maison dans sa voiture !

— C'est sympa.

— Oui. Le seul problème, c'est qu'il a un goût affreux en matière de musique.

— Pas grave ! Quand est-ce que tu le revois ?

— Ce soir.

— Youpi !

Toutes deux rayonnaient, mais pas pour les mêmes raisons. En effet, Lina étant de sortie, Shona allait disposer de l'appartement, et elle pourrait inviter son amoureux Marcus.

Lina alla prendre une douche et, estimant avoir bu assez de café, elle se prépara une tasse de thé.

— Bonsoir, dit-elle à Shona, bien que ce soit le milieu de la matinée.

— Tu veux que je te réveille ?

— Oui, vers 17 heures.

Ensuite, elle tira les rideaux et se glissa dans son lit avec un sourire de béatitude.

Garth Hughes…

Ce soir, elle allait sortir avec un homme qui lui plaisait, exactement comme n'importe quelle fille de son âge. Cerise sur le gâteau, elle était sûre de ne pas être déçue en découvrant qu'il ne ressemblait pas à la photo qu'elle avait vue sur Internet. Et pareil inversement !

Avant de s'endormir, elle eut encore le temps de s'inquiéter au sujet de sa garde-robe réduite et de son manque de talent pour les maquillages soignés et les coiffures sophistiquées… Et de se demander combien de temps il faudrait à Garth pour se lasser de l'entendre parler de ses grandes marches dans la campagne et de son goût pour les antiquités.

Peu importe ! Elle était tellement heureuse à la pensée de sortir avec cet homme si séduisant que rien de tout cela ne l'empêcha de sombrer très vite dans le sommeil.

4.

Shona vint déposer une tasse de café fumant sur la table de chevet de Lina. L'aventure commençait !

— À quelle heure as-tu prévu de sortir ? demanda Shona.

— À 19 heures.

— Parfait ! Marcus doit arriver à peu près à ce moment-là.

Lina ne put s'empêcher de froncer les sourcils.

Elle savait très bien ce qui allait suivre. La location de Marcus se terminait dans deux mois, et le projet de Shona était de l'inviter à habiter avec elles. De cela, Lina n'avait pas la moindre envie. L'appartement était déjà à peine suffisant pour elles deux. Avec Marcus, ce serait invivable.

Heureusement, elle n'eut pas le temps de s'appesantir sur cette pensée contrariante, car son téléphone se mit à sonner.

C'était Garth.

— Lina, je déteste ce que j'ai à te dire…

— Tu annules la soirée ! acheva-t-elle à sa place.

— Je dois travailler.

— C'est faux. Tu as dit à May que tu t'installais chez toi ce week-end.

— C'était prévu comme ça. Malheureusement, un contretemps sérieux empêche un de mes collègues d'assurer sa garde. Je dois le remplacer, ce qui m'oblige à suivre le planning prévu pour lui.

— Ah… Cela fait partie des aléas du métier, dit-elle tristement.

Ce genre de désistement faisait hélas aussi partie de sa vie sentimentale.

— Donc, reprit Garth, très pragmatiquement, nous allons

fixer un autre rendez-vous samedi prochain. Je te propose de venir écouter du jazz dans un café proche de chez moi.

— Quel genre de jazz ? s'enquit-elle prudemment.

— Le trio que tu as apprécié dans la voiture.

Seigneur… Fallait-il prévoir les boules Quies ?

Néanmoins, si elle n'appréciait pas le jazz, elle appréciait Garth, aussi accepta-t-elle sans rechigner.

Pourtant, elle gardait dans le cœur la désagréable impression d'avoir été rejetée par son amoureux avant que leur histoire ait seulement commencé.

Même si Garth n'en avait pas eu le choix, il remâchait la culpabilisante impression d'avoir laissé tomber Lina.

Tout en continuant à examiner le cliché d'un patient sur son ordinateur, il écoutait May lui chanter les louanges de celle-ci.

— Il y a des années qu'elle vient travailler ici quand son poste aux urgences lui en laisse le temps. Nous serions désolés de la perdre si elle partait s'installer à Newcastle. Tout le monde adore travailler avec elle…

Il fit semblant de se concentrer sur son écran, mais n'en ressentit pas moins un choc. S'il avait déjà remarqué à quel point Lina était sensationnelle, il ne savait pas qu'elle avait prévu de partir. Pourquoi ne lui en avait-elle pas parlé ?

Cette nouvelle lui gâcha la soirée.

Lina terminait sa semaine de travail en compagnie de Brendan. Les embouteillages ralentissaient leur ambulance à tel point qu'elle se demanda si elle serait de retour à temps pour son rendez-vous. Brendan savait qu'elle devait sortir mais elle ne lui avait pas dit avec qui.

— C'est celui qui s'est dédit la semaine dernière ?

— Oui. Et si le trafic continue comme ça, c'est moi qui vais être obligée d'annuler cette fois.

Pourtant, elle arriva à temps pour prendre une douche et se torturer à propos de la tenue à adopter.

— Non, Lina, tu ne peux pas porter un jean ! déclara Shona sur un ton péremptoire.

— Si, j'ai regardé le café où nous devons aller. C'est super décontracté, je t'assure.

Tout en protestant, elle choisissait la lingerie qu'elle allait porter, et elle s'arrêta sur un ensemble en satin bleu canard absolument splendide.

Elle ne faisait pas ce choix en pensant à Garth. Pas du tout. Simplement, elle savait que quand elle le portait, elle se sentait pleine de confiance en elle.

— Tu es sûre que tu ne veux pas montrer à ton copain que tu fais un effort pour lui ? Réfléchis, Lina : tu portes des jeans partout et tout le temps !

— Tu penses que je serais mieux avec ma robe grise ? demanda Lina en fouillant dans sa penderie.

Shona faillit s'étouffer.

— Tu plaisantes ? Tu ne vas pas passer un entretien d'embauche ! Si tu essayais ma petite robe en velours ?

Elle soupira. Shona était adorable, mais le problème, quand on restait longtemps en colocation avec la même personne, c'est qu'on finissait par devenir trop proches.

— Non, c'est trop habillé.

— Pas du tout, Lina !

Bon, étant donné que tous ses efforts pour conquérir un amoureux n'avaient jusqu'à présent jamais rien donné, autant changer de tactique. Pourquoi ne pas essayer cette robe violette que Shona lui proposait ? Elle irait très bien avec des collants noirs et ses chaussures plates. Et pour faire bonne mesure, elle porterait ses cheveux dénoués et mettrait un peu de mascara sur ses cils, ce qu'elle n'avait pas fait depuis des temps immémoriaux.

— Je te passe aussi mon manteau noir. Tu verras, l'ensemble est superbe !

Lina lui sourit, reconnaissante.

Son amie prenait un réel plaisir à la conseiller.

— Tu es ma-gni-fi-que ! s'exclama Shona en reculant d'un pas pour mieux juger de l'effet obtenu.

En se regardant dans la glace, Lina dut reconnaître que, en effet, elle avait bien meilleure allure qu'elle ne l'aurait soupçonné. Le seul détail qui la contrariait était ce gros collier que Shona lui avait passé autour du cou. Mais finalement, la compagnie et les conseils de Shona n'étaient pas si désagréables.

Sauf que…

À ce moment, la sonnette de l'entrée retentit.

Bien sûr, c'était Marcus.

— Lina, qu'est-ce que tu dirais si Marcus venait habiter avec nous ? demanda Shona à mi-voix. Il participerait au loyer… Bref, réfléchis à cette possibilité.

Il y avait des semaines que Lina y réfléchissait ! L'appartement qu'elles partageaient était très agréable, mais vraiment petit. La seule perspective de faire la queue pour avoir accès à la salle de bains lui tapait sur les nerfs. C'était même pour cette raison qu'elle envisageait de partir à Newcastle. Elle en avait assez de vivre en colocation. D'ailleurs, c'est elle qui avait trouvé cet appartement. La logique voudrait que ce soit Shona qui aille vivre chez Marcus plutôt que l'inverse.

Le problème, c'est que Lina n'aurait pas les moyens de payer le loyer à elle seule.

Une fois dans le métro, elle continua à envisager l'arrivée de Marcus, n'y voyant aucun avantage en ce qui la concernait. Puis, découvrant tout à coup son reflet dans une vitre, elle se reconnut à peine et retira le gros collier qu'elle trouvait trop voyant.

— Bonsoir, Lina ! s'exclama Garth en l'accueillant devant le café où elle arriva pile à l'heure.

Il lui sourit, l'embrassa rapidement, et ce fut suffisant pour qu'elle se sente tout à coup beaucoup mieux.

— Tu as passé une bonne semaine ? lui demanda-t-elle.

— Oui, excellente.

Ils pénétrèrent ensemble dans un très joli café équipé d'une scène au niveau du bar et d'une mezzanine garnie de tables où l'ambiance paraissait plus raffinée.

Elle pensa aussitôt que son jean aurait été plus adapté et commença à se sentir gênée, avec l'impression d'être déguisée et pas du tout elle-même.

Heureusement, Garth la tira de ce malaise.

— Je propose que nous prenions quelque chose au bar avant de monter occuper la table que j'ai retenue pour nous.

— Volontiers.

Puis, bien décidée à ne rien faire comme d'habitude, elle commanda un verre de vin plutôt que la bière qui lui faisait envie.

Ils commencèrent à parler, avec le sentiment fort agréable de se retrouver comme s'ils ne s'étaient pas quittés depuis leur dernière entrevue.

Une fois tous deux installés à leur table, elle découvrit que la cuisine était excellente. En revanche, elle trouvait la musique très forte, et décidément importune.

— Ils sont sensationnels, n'est-ce pas ? demanda Garth lorsque les musiciens prirent une pause.

— Je trouve qu'ils jouent un peu fort. Mais bon, je n'ai guère l'habitude !

Que pouvait-elle dire d'autre ? Seule, elle aurait peut-être pu « entrer » dans cette musique, mais la présence de Garth captait trop son attention pour que ce soit possible.

— May m'a entendu retenir les places. Elle a essayé de me faire avouer avec qui je sortais ce soir, expliqua Garth en se penchant par-dessus la table pour que Lina puisse l'entendre.

— Voilà qui lui ressemble parfaitement, soupira Lina. Adorable, serviable au possible, mais curieuse comme une fouine.

— Est-ce que tu n'envisages pas parfois de redevenir infirmière à plein temps ?

Elle devina qu'il essayait ainsi de la mettre sur la voie des confidences concernant son avenir.

— Non, dit-elle en souriant. J'aime le métier d'urgentiste,

surtout le service de nuit. Il me semble alors que la ville m'appartient.

Garth s'était gardé de révéler à Lina qu'il avait appris qu'elle se préparait à partir pour Newcastle. Bien sûr, cela ne le regardait pas et il n'avait pas l'intention d'aborder le sujet, mais cette perspective le contrariait malgré ses efforts pour l'écarter de son esprit.

Déçu dans ses espoirs d'obtenir de son invitée des confidences au sujet d'elle-même, il dut s'avouer que lui-même gardait pour lui le plus grand secret de sa vie.

Les musiciens regagnaient déjà l'estrade. Bientôt, le calme relatif dont ils avaient profité allait disparaître. Au milieu des rires et des conversations pleines de gaieté, il estima que ce n'était pas le moment d'évoquer son passé.

De nouveau, ils plongèrent dans un silence un peu embarrassé. Ils continuaient de se sourire et de converser, mais la simplicité et l'aisance du début de leur soirée avaient disparu.

Avec le sentiment déprimant que leur rencontre était ratée, Lina avait décliné un nouvel arrêt au bar avant de sortir. Garth avait refusé qu'elle paye son écot, et comme ils se retrouvaient dans la rue, elle se résigna malgré sa déception à jouer le jeu traditionnel.

— Merci beaucoup pour cette bonne soirée, Garth.

— Oui, c'était une bonne soirée, mais je n'avais pas choisi le meilleur endroit pour avoir une conversation. La musique était un peu gênante.

— C'est vrai, approuva-t-elle.

Sur cette réponse trop franche, elle s'attendait à ce que Garth tourne les talons comme tant d'autres amoureux potentiels l'avaient fait avant lui. Elle eut au contraire la surprise de l'entendre renchérir.

— Je ne pouvais pas trouver un endroit plus inadapté pour inviter une personne que j'ai envie de connaître davantage.

Ah… Apparemment, Garth ne se défilait pas.

— Si nous allions prendre un café ailleurs ? proposa-t-elle hardiment.

— Très bonne idée !

Ils se retrouvèrent dans une salle minuscule, assis sur des chaises en plastique. Le café s'avéra épouvantable, le thé guère meilleur, les baklavas rassis, mais peu importe. Ils avaient retrouvé le plaisir de converser ensemble.

Elle changea de place et s'assit à côté de Garth pour lui montrer l'itinéraire qu'elle prévoyait pour ses prochaines vacances.

— Quelle bonne idée ! s'exclama-t-il. Si seulement j'avais eu l'idée de réserver deux ou trois jours pour marcher au grand air au lieu de passer mon congé à faire mes cartons ! Tu connais les auberges dans lesquelles tu descends ?

— Pas du tout, c'est un peu la loterie. J'ai fait une vraie folie cette fois en choisissant un bed and breakfast où j'aurai dans ma chambre une bouilloire *et* des biscuits !

— Voilà qui s'appelle vivre dangereusement !

Ils rirent de bon cœur tous les deux.

Finalement, ce qui avait commencé comme un rendez-vous raté était devenu un délicieux moment partagé. Tout au moins jusqu'au moment où ils sortirent et furent cueillis par une averse complètement inattendue qui fit courir les passants à la recherche d'un abri.

Garth lui prit la main, et ils se mirent eux aussi à courir.

Les caniveaux débordaient en glougloutant, les trottoirs ruisselaient, l'eau cascadait sur les escaliers qui menaient au métro, mais peu importait. Pour Garth, Lina ne ressemblait à personne de sa connaissance : tout cela la faisait rire !

Mais bien que cette péripétie soit amusante, ils se retrouvèrent vite trempés et gelés.

Ils se réfugièrent dans l'encoignure d'une porte. Trempés, gelés, oui, mais pleins d'un désir brûlant.

Garth se mit à embrasser Lina avec tant de passion que les éclats de tonnerre ne les dérangèrent même pas. Ils n'avaient plus besoin de rien, ni de nourriture, ni de musique, ni de conversation. Leurs baisers leur suffisaient.

Il glissa les mains sous le manteau de Lina.

Maintenant, si elle frissonnait, ce n'était plus de froid mais de passion. Quant à lui, il devenait urgent qu'il arrête les baisers et les caresses, au risque de perdre complètement la tête ici même, dans la rue, sous la pluie…

Lina précéda sa pensée.

— Ton appartement n'est pas très loin, il me semble, dit-elle. On y court ?

Mais cette fois, au lieu de diriger Lina vers son garage, il la fit monter dans l'ascenseur. Le manteau que portait Lina s'était gorgé d'eau, ce qui fait que lorsque, enfin, ils se retrouvèrent à l'abri dans l'appartement, elle était réellement trempée jusqu'aux os. Ses collants noirs lui collaient à la peau mais elle réussit à les retirer en se tortillant sans interrompre leurs baisers.

Tout en regrettant de ne pas avoir de préservatif sous la main, il décida de laisser tout de même libre cours à la folie sensuelle qui s'était emparée de lui. Sous l'emprise de leur complicité sexuelle, Lina lui ouvrit elle-même son pantalon, et il sentit ses petits doigts glacés sur son sexe raide de désir. Ce contact aurait pu doucher son ardeur, mais leur attirance mutuelle était si forte que, au contraire, il la pressa contre le mur tout en continuant à l'embrasser. Hardie, déterminée, elle lui rendit son baiser avec fougue.

Très vite, il la souleva et entra en elle tandis qu'elle s'arcboutait contre le mur et l'enlaçait de ses jambes.

— Garth ! cria Lina, transportée de plaisir.

— Non, attends !

Comment faire ? Il s'élançait en elle, et il lui commandait en même temps d'attendre ?

Atteindre l'orgasme n'était pas chose facile pour elle la plupart du temps. Il lui était même arrivé de simuler. Mais aujourd'hui, son amant lui demandait de se retenir. Quelle délicieuse requête ! Elle fit un effort pour lui obéir, concentrée sur la force de ses poussées et la pression des mains qui la soutenaient.

Mais, très vite, ce ne fut plus possible de retarder le moment de la jouissance. Garth laissa échapper un grognement en se laissant aller, tandis que de la gorge de Lina montait un cri qu'elle n'avait encore jamais entendu. Un cri qui ressemblait à un sanglot mais qui était le signe du sommet de sa jouissance.

Enfin, Garth la reposa par terre, et ils s'appuyèrent l'un contre l'autre, comblés, épuisés.

Elle était si désorientée par l'intensité de ce qu'elle venait d'éprouver qu'elle ne savait plus où elle se trouvait. Elle ouvrit les yeux dans une pièce obscure, éclairée seulement par les lampadaires de la rue, pleine de cartons plus ou moins empilés les uns sur les autres.

En voyant qu'elle cherchait un interrupteur, Garth souffla :

— Non, n'éclaire pas ! Je n'ai pas encore de rideaux aux fenêtres.

Ils se rajustèrent hâtivement, et lorsque Garth alluma, elle découvrit la pièce totalement nue, à part les cartons.

— Mais tu n'as rien déballé !

— Non. Je m'étais juré que tout serait en place avant de reprendre le travail, mais…

Elle eut l'impression qu'il ne souhaitait pas aller plus loin dans son explication.

— L'appartement est magnifique, dit-elle en considérant la hauteur du plafond.

— Oui, mais il est froid. Le chauffage ne fonctionne pas.

— Il suffit peut-être de purger les radiateurs…

Elle s'interrompit tout de suite.

Quelle détestable manie elle avait de donner des conseils à tout bout de champ ! En général, les hommes n'appréciaient pas du tout qu'elle donne son avis sur des questions techniques.

— Tu as sûrement raison. J'aurais dû y penser moi-même, répondit pourtant Garth.

Sur ce, il l'entraîna dans sa chambre, et comme il n'y avait en guise de rideau qu'un drap vaguement accroché à la fenêtre, ils décidèrent de se déshabiller dans la salle de bains.

Une fois Garth torse nu, elle suivit du doigt les lignes de sa poitrine, sa mâchoire où la barbe commençait à pousser. Puis elle leva les bras pour qu'il l'aide à retirer la fameuse petite robe violette qui lui collait à la peau.

— Oh ! s'exclama Garth, l'air à la fois extasié et surpris.

— Oui, j'adore la lingerie fine, avoua-t-elle, heureuse qu'il apprécie les sous-vêtements qu'elle avait choisis.

— Hé, ce n'est pas seulement ça. Lina, tu es violette !

En effet. Violette des genoux jusqu'au cou. La teinture du tissu avait dégorgé sur sa peau.

Elle explosa de rire.

— C'est la robe de Shona… Je savais bien que j'aurais dû m'en tenir à un jean !

— Je vais te donner un bain.

— Quel luxe ! Je n'en ai pas pris depuis des années.

— Regarde, dit-il en lui montrant un joli panier rond recouvert de cellophane.

— Qu'est-ce que c'est ?

— Un cadeau de bienvenue chez moi de la part de mon ami et collègue Boris.

— Des savons raffinés, des huiles de massage, des bougies ! Tout ce qu'il faut pour rendre un bain mémorable ! s'exclama-t-elle, ravie.

Laissant Lina s'installer dans la baignoire, Garth s'enroula une serviette autour des reins et partit dans la cuisine chercher des verres et une bouteille de vin.

Certes, le manque de préservatif posait un problème dont ils parleraient, mais ce qu'il leur arrivait était proprement incroyable. Pas seulement le sexe, mais aussi l'entente qu'ils avaient déjà créée. Il n'avait plus connu cela depuis…

Ce fut au moment où il ouvrait la porte du réfrigérateur que la révélation lui arriva : si ce qu'il se passait entre eux était si intense, c'était parce que Lina s'apprêtait à partir. Bien sûr, elle ne le lui avait pas dit, mais il le savait. C'était sans doute cela qui lui permettait de se montrer aussi libre avec elle.

En revenant dans la salle de bains, il prit conscience que lui non plus n'avait pas pris de bain depuis fort longtemps. Encore moins un bain de bulles éclairé aux chandelles et accompagné de vin !

— Nous devrions envoyer une carte de remerciement à Shona, plaisanta-t-il en se glissant derrière elle dans la baignoire.

— À Boris aussi, par la même occasion.

— Parfaitement. Tu sais, si tu étais venue seulement demain, ce panier aurait été relégué au fin fond d'un placard.

À nouveau, le bonheur d'être ensemble les submergea. Ils échangèrent tranquillement, entre deux baisers.

Oui, Lina prenait la pilule. Et, non, Garth n'avait jamais eu de relation sans protection. Ce qu'il leur arrivait était complètement inhabituel pour l'un comme pour l'autre, mais ils espéraient bien en profiter à fond.

Puis ils en vinrent à se confier sur leur vie passée.

— Pour mon père, dit Lina, il s'est avéré que sa liaison à Singapour n'était pas une passade. Il a épousé sa maîtresse et est resté vivre là-bas.

— Tu le vois de temps en temps ?

— Non. Les billets d'avion coûtent cher. Pourtant, il m'adorait quand j'étais petite. En plus, il a fondé une nouvelle famille. Ses enfants doivent être adolescents, maintenant.

Jusque-là, ceux à qui elle avait raconté cette histoire avaient critiqué, voire carrément attaqué son père. Mais Garth demeurait silencieux. Son calme l'incita à lui ouvrir le fond de son cœur.

— Il m'avait promis que rien ne changerait entre nous, mais ensuite Sally est tombée enceinte…

Elle regarda Garth, soucieuse de ne pas plomber l'atmosphère si agréable dans laquelle ils se trouvaient. Mais en même temps, elle avait réellement envie de dire ce qu'elle avait sur le cœur.

— Il aurait tout de même pu faire un petit effort, tu ne crois pas ?

— C'est vrai, reconnut Garth.

Comme elle détournait les yeux pour masquer la souffrance que lui procurait ce constat, il lui prit la main.

— Tu sais, poursuivit-il, pour certains, cela peut être très difficile de regarder ses erreurs en face, et je suis sûr que ton père a conscience qu'il en a commis une.

— Le mariage de mes parents était de toute façon arrivé à son terme, compléta-t-elle, pensant qu'il parlait de la liaison de son père. Maintenant que j'ai un peu mûri, je me rends compte à quel point mes parents étaient incompatibles.

— Je voulais dire que ton père se rend peut-être compte de son erreur de ne pas être resté en contact avec toi.

Perplexe, elle le regarda.

— C'est facile de laisser les choses glisser, le temps passer, reprit Garth. Et ensuite, c'est trop compliqué de reprendre. Tu ne crois pas qu'il regrette de ne pas avoir davantage fait d'efforts pour rester en contact avec toi ?

— Je ne sais pas. Peut-être. Chaque fois que nous nous téléphonons, nous sommes aussi mal à l'aise l'un que l'autre. C'est dommage, car autrefois nous nous parlions beaucoup. Je lui racontais tous mes problèmes. Il me manque terriblement, souffla-t-elle. Je sais qu'il a fait de la peine à ma mère, mais…

Garth l'embrassa sur la tempe.

— Tu as le droit de continuer à l'aimer.

— Non, pas dans ma famille. Quand il vient, c'est épouvantable. Pour le mariage de Daniel…

— Daniel ?

— Mon frère aîné. Tout le monde était mal. Terriblement mal. Ma mère était encore en colère contre lui, et leurs retrouvailles n'ont pas été paisibles, loin de là.

Elle ferma les yeux un instant et quand elle les rouvrit, ce fut pour plonger le regard dans celui de Garth.

Bleu marine. Apaisant. Vertigineux.

— Au moment de la séparation, mon père n'a même pas essayé de se battre pour que je reste avec lui.

Après un moment de silence, elle changea de sujet de conversation.

— Et de ton côté ? Parle-moi un peu de ta famille.

— Je n'ai que mon père.

— Vous vous entendez bien ?

— Oui, assez bien.

Il secoua la tête avant d'ajouter :

— Il vient voir mon appartement le week-end prochain. Avec une amie.

Devant l'air dépité de Garth, elle se mit à rire.

— C'est compliqué de découvrir que ses parents continuent de flirter !

— Oui, un peu, admit Garth.

Puis, il prit Lina par la main.

— Viens au lit avec moi.

Plus tard, ils demeurèrent allongés l'un près de l'autre, chacun retenant son souffle de peur que la magie du moment ne disparaisse.

Jamais elle ne s'était livrée si librement, si totalement. Elle ne se reconnaissait pas. Puis, comme elle frissonnait, Garth rabattit la couverture sur eux.

— Je te préviens, si je m'endors, je vais plonger dans un sommeil profond, déclara-t-il.

— Un des avantages de mon métier, répondit-elle en souriant, c'est que je peux m'endormir à la demande.

Elle soupira. C'était le bonheur parfait que de se trouver allongée près de son amant, à écouter le bruit étouffé de la pluie qui tambourinait sur les fenêtres.

— Je vais acheter des rideaux de la couleur de tes sous-vêtements, annonça Garth.

— Bleu canard, précisa-t-elle. Je ne les ai pas mis seulement pour toi. Je porte toujours de la lingerie haut de gamme. C'est mon luxe à moi…

En effet, c'était le point sur lequel elle tenait à sa féminité.

— Tu comprends, reprit-elle, ma mère, que j'adore par ailleurs, n'était pas une femme d'intérieur modèle. Il n'y avait jamais de piles de linge dans les placards, juste un méli-mélo invraisemblable.

— Oh ! moi, je m'occupais tout seul de mes affaires.

— Allez, je parie qu'il ne t'est jamais arrivé la même

mésaventure qu'à moi : un jour de vent, ma jupe s'est soulevée, et tout le monde a vu que je portais un caleçon de mon frère avec un Spiderman imprimé. Tu imagines la honte !

Ils se mirent à rire tous les deux.

C'était tellement bon d'être au lit après avoir fait l'amour divinement bien et de rire avec son amant pour des bêtises d'autrefois !

— Du coup, quand j'ai commencé à gagner ma vie, j'ai acheté la lingerie la plus raffinée que j'aie pu trouver. Et je continue.

Garth rit doucement.

— Voilà une nouvelle qui m'enchante.

Elle sombra dans le sommeil le sourire aux lèvres, devinant qu'il était en train d'imaginer une Lina âgée de huit ans, rouge de honte à cause du Spiderman imprimé sur sa culotte.

5.

Quand ils s'éveillèrent blottis l'un contre l'autre à cause de la température frisquette, ils restèrent un moment à écouter en silence le bruit de la pluie. Puis, peu à peu, la réalité de leurs emplois du temps bien remplis s'imposa de nouveau.

Lina entrevoyait déjà le trajet en métro qui l'attendait. Froid et mouillé en prime, car la robe violette et le manteau de Shona n'auraient pas eu le temps de sécher.

— J'ai une montagne de formulaires à remplir cette semaine, soupira Garth.

— Et moi, je dois affronter une conversation avec ma colocataire, ce qui ne me réjouit pas du tout.

— Ah bon, et pourquoi ?

Elle sortit les bras de dessous la couette, mais vu le froid qui régnait dans l'appartement, elle eut tôt fait de se raviser et les ramena bien au chaud sur la poitrine de Garth.

— Elle veut inviter son petit ami à partager notre appartement.

— Tu n'as qu'à refuser !

— Ce n'est pas si simple.

Elle se mit à bâiller. Non pas qu'elle souhaite éviter le sujet, mais il était trop tôt pour se plonger dans la complexe odyssée de la relation entre Shona et Marcus.

Garth comprit qu'elle était fatiguée.

— Pourquoi ne resterais-tu pas encore un peu ici ? Je rapporterai de quoi manger. Évidemment, je ne peux pas te dire à quelle heure ce sera.

— Quelle bonne idée !

— Au cas où tu aurais besoin de sortir, tu trouveras un

jeu de clés sur le manteau de la cheminée. Mais je t'en prie, n'essaye pas de commencer à ouvrir les cartons !

— Pas de danger, répliqua-t-elle en riant. Je n'ai rien de la petite fée du logis.

— Repose-toi, je reviendrai aussi vite que possible. Tu veux que je t'apporte quelque chose à boire ?

— Non, merci. Je vais me rendormir dès que tu auras le dos tourné.

Ils échangèrent un baiser, et Garth partit après avoir avalé une tasse de thé chaud.

En fait, il souhaitait être seul pour faire face aux souvenirs qui ne manqueraient pas de l'assaillir quand il s'en occuperait. Il remettait ce travail depuis plusieurs jours déjà mais aujourd'hui, il lui semblait que lui était venue la force de s'y atteler.

Ce qui lui paraissait totalement inconcevable, laisser quelqu'un dans son lit alors qu'il partait travailler, lui donnait ce matin l'impression d'être parfaitement normal.

Revigorant, même…

Pour la première fois, le travail administratif qui l'attendait se présentait comme une simple tâche à accomplir le plus vite possible plutôt qu'un fardeau à traîner tout au long de la journée.

Lina n'avait pas la moindre idée de l'heure à laquelle Garth rentrerait, mais cela n'avait pas d'importance. C'était tellement agréable d'avoir de l'espace à elle seule ! Elle se leva pour se faire du café, n'en trouva pas, et se fit du thé à la place.

Le contenu du réfrigérateur n'était pas exaltant, mais elle n'avait pas très faim. Aussi, étant donné le froid polaire qui régnait dans l'appartement, elle décida de prendre un bain brûlant.

Cela fait, elle enfila un grand T-shirt de Garth et étala la robe violette de Shona sur un radiateur, à peine tiède alors que le thermostat était réglé sur le maximum.

Comme le lui avait dit Garth, les radiateurs ne fonctionnaient pas.

Elle ne se souvenait que trop du gars qui l'avait accusée de l'avoir émasculé quand elle avait changé sa roue. Mais diable, il faisait froid ! Vraiment froid !

Garth Hughes étant bien trop viril pour courir le moindre risque d'émasculation, elle se mit au travail.

Elle trouva la clé destinée à desserrer les bouchons des radiateurs accrochée à celle de la salle de séjour, et pendant les deux heures qui suivirent, elle s'appliqua à purger les radiateurs en recueillant l'eau qu'ils crachotaient dans un tupperware découvert dans la cuisine. Cela marcha si bien que lorsqu'elle arriva à celui de la salle de bains, l'appartement s'était tellement réchauffé qu'elle dut baisser le thermostat.

Cela fait, elle retourna dans le lit et fit défiler les nouvelles sur son téléphone, heureuse de ne pas avoir à entendre les conversations ou, pire, les soupirs voluptueux de Shona et Marcus en train de faire l'amour dans la chambre à côté.

Elle se repassa le film de sa propre soirée avec Garth.

Elle s'était plus confiée que lui sur son passé. Quels événements pouvaient expliquer que, arrivé au milieu de la trentaine, séduisant comme il l'était, il soit encore célibataire ?

À coup sûr, les cartons du séjour contenaient toute son histoire.

Pour autant, elle n'avait pas envie de se montrer indiscrète. Ce qu'il lui arrivait était bien trop précieux pour qu'elle se mette en quête de l'épine qui se planterait dans son cœur.

Aussi, lorsque Garth lui envoya un message disant qu'il était retenu plus longtemps que prévu à cause d'une cheville cassée, elle lui répondit que cela n'avait pas d'importance, qu'elle allait se débrouiller pour le repas.

Cette fois, robe et manteau avaient pu sécher sur les radiateurs. Elle descendit donc dans la rue et rapporta des samoussas et des petits roulés à la saucisse avec une bouteille de vin. Puis, étant donné que les fêtes étaient passées, elle acheta un *Christmas pudding* vendu à moitié prix et une boîte de crème anglaise pour l'accompagner.

Ensuite, elle organisa tout cela pour composer un « pique-nique d'appartement ».

Lorsque Garth poussa la porte de son appartement, ruminant encore les explications qu'il avait prévues au sujet de son passé, il trouva un salon bien chauffé, une couverture étalée au milieu de la pièce et Lina flottant dans un de ses T-shirts.

La conversation délicate qu'il avait envisagée s'envola comme par enchantement. Il avait oublié le bonheur que représente un retour chez soi quand quelqu'un vous y attend.

Devant sa mine surprise, elle eut une moue adorable.

— Voilà, c'est ma version d'un repas de fête : rien que des bonnes choses à manger avec les doigts. Pas question de couteaux ni de fourchettes.

— Fantastique, Lina ! Je vais chercher des bougies !

Grâce à Boris et à son panier, ils furent bientôt installés à la lumière des bougies.

C'était romantique, c'était drôle, mais par-dessus tout, c'était tellement agréable de se laisser aller en se contentant de contempler le plafond après un dîner délicieux !

D'en bas leur arrivait le bruit étouffé de la circulation, ce qui augmentait peut-être encore leur sentiment de se trouver dans un cocon de bien-être à l'abri de tout.

— Mon appartement à moi est si petit ! soupira Lina.

— Et malgré tout, Marcus souhaite venir s'installer chez vous ?

— Cette formulation demande à être corrigée. Je pense que Shona et Marcus espèrent que je vais déménager. Malgré sa taille exiguë, l'appartement est très agréable. Il a un petit balcon qui nous permet d'avoir des plantes vertes. On peut s'y asseoir l'été et profiter de l'air sans avoir besoin de sortir.

— En effet, c'est un point agréable.

— C'est moi qui l'ai découvert, et j'y ai vécu pendant deux ans avant l'arrivée de Shona.

— Tu penses donc que c'est elle qui devrait partir ?

— Oui, mais je n'ai pas envie de vivre avec une colocataire grognon.

— Je comprends.

— Et comme je n'ai pas envie de chercher un autre appartement ni une autre colocataire…

Elle s'interrompit brusquement.

Pour un peu, elle allait lui révéler ses projets, comprit Garth.

Pourtant le souci que sa conversation avec May lui avait causé se dissipa un peu dans son esprit. Peut-être Lina était-elle seulement en train d'examiner diverses possibilités ?

— Qu'est-ce que tu as dit à Shona ?

— Rien pour le moment. Je vais y réfléchir pendant mes vacances. J'ai les idées plus claires quand je marche. C'est souvent comme ça que je résous mes problèmes.

— C'est exactement ce que je devrais faire moi aussi, dit-il, pensif, les yeux au plafond.

Quelle serait la réaction de Richard s'il lui demandait de le libérer le week-end suivant ?

— Qu'est-ce que j'entends ? demanda-t-il en tendant l'oreille.

— C'est le micro-ondes. Ferme les yeux !

Mais vu l'odeur de *Christmas pudding* chaud qui lui parvenait à présent, il n'avait pas besoin d'y voir pour suivre ce que faisait Lina : elle ouvrait une bouteille de brandy et en versait sur le pudding pour le flamber.

— Ça y est, maintenant, tu peux ouvrir les yeux.

Il ne savait pas où regarder : la lumière bleue qui dansait sur le pudding de Noël, les longues jambes nues qui s'avançaient vers lui, le sourire qui illuminait le visage de Lina…

Cette soirée de samedi était à nulle autre pareille !

— Du *Christmas pudding* ! s'écria-t-il.

— Défense de me dire que tu n'aimes pas ça, anticipa Lina.

— Au contraire, j'adore. Il y a des années que je n'en ai pas mangé.

— Pourquoi donc ? demanda Lina, l'air stupéfait.

Mais il estima impossible de répondre à cette question sous peine de saboter cette soirée jusque-là parfaite.

Lina le faisait rire et plaisanter. S'il commençait à lui raconter des choses tristes, ce moment précieux serait gâché.

Peut-être était-il égoïste en se taisant ? Peu importe. Il n'avait ni l'envie ni la force d'en parler maintenant.

Le plus important était de retenir l'instant magique qu'il partageait avec elle et de profiter du bien-être qu'elle lui apportait.

— Hum… C'est compliqué, se contenta-t-il de répondre.

Si Lina ne fut sans doute pas sans remarquer ce silence, elle ne le releva pas.

— Moi, je ne mange pratiquement que ça pendant tout le mois de janvier !

Elle se mit debout pour attraper la crème, mais il lui attrapa le poignet.

— Merci pour tout, Lina.

— Tu me remercies pour mes talents au micro-ondes ?

— Je les adore !

Il effleura ses lèvres.

— Un pique-nique au cœur de l'hiver dans une maison accueillante, que peut-on rêver de mieux ?

Il posa une main sur le mollet nu de Lina et remonta jusqu'à la taille. Ensuite, il la fit redescendre, comme pour vérifier quelque chose qu'il aurait oublié.

Mais non, pas du tout. Lina n'avait pas remis son panty puisque sa main effleurait ses fesses nues.

Ce n'était pas la première fois qu'ils échangeaient un baiser. Ils avaient déjà fait l'amour plusieurs fois au cours de la nuit, mais cette fois encore le temps parut s'arrêter. Ils n'ouvrirent les yeux que pour découvrir le plaisir de l'autre.

— Ça serait quand même mieux si tu avais des rideaux, observa Lina alors qu'il la pressait contre lui de façon tout à fait suggestive.

— Oui, je sais.

Une fois de plus, il l'embrassa à pleine bouche, et ce ne fut qu'au prix d'un effort quasi surhumain qu'il réussit à s'écarter d'elle pour se mettre debout et la prendre par la main.

— Oui, franchement, tu as un besoin urgent de mettre des rideaux à tes fenêtres.

— Compris. En ton honneur, « rideaux » sera le mot que je

noterai en tête de ma liste d'achats, approuva-t-il en l'entraînant vers l'espace plus intime de la chambre.

Là, il la mit nue et la pressa contre lui en l'embrassant comme si c'était ce qu'il y avait de plus important, de plus nécessaire, de plus vital au monde.

C'était le cas en effet : l'énorme nuage gris qui planait depuis des années au-dessus de sa tête venait de crever. En cet instant de félicité parfaite, rien ne comptait plus que la peau satinée de Lina et l'urgence pour lui de se débarrasser de ses vêtements afin de pouvoir presser chaque centimètre de son corps contre le sien.

Il se déshabilla à toute allure, ce qui fit rire Lina, qui le traita de magicien pour avoir réussi en un temps record à faire disparaître cravate, chemise, ceinture, pantalon, chaussettes, et à la faire basculer sur le lit.

Un lit qui était resté défait, les draps en bataille, car il n'y avait pas de petite fée du logis dans cet appartement. Mais qui s'en souciait ? Certainement pas lui !

La peau de Lina se mit à picoter de plaisir tandis que Garth l'écrasait de tout son poids dans le lit, lui donnant l'impression qu'elle était toute petite, ce qui n'était pourtant pas le cas. La barbe naissante sur le visage de Garth lui râpait la joue, ses mains étaient fermes et décidées à parcourir avec passion tout son corps qui s'offrait à lui. Elle avait le sentiment d'être la plus belle femme du monde.

Garth entra en elle d'un coup de reins, et ils commencèrent à jouir l'un de l'autre lentement, délicieusement. Comme il cherchait son regard, elle plongea dans les yeux bleu marine, se demandant comment elle avait jamais pu le considérer comme un bonhomme grognon.

Elle ne trouvait pas de mots pour exprimer la séduction qui émanait de lui. Jamais elle n'avait connu d'étreinte aussi parfaite. Jamais elle n'aurait imaginé que cela puisse être aussi délicieux.

Ne cédait-elle pas à la précipitation en tombant aussi vite amoureuse ?

Elle eut tôt fait de balayer cette question, se demandant au contraire comment elle avait pu arriver à presque trente ans sans avoir connu la merveille d'une sexualité aussi épanouie. Elle avait le vertige, ses pensées galopaient hors de tout contrôle. Garth Hughes n'était pas son premier amant, mais il était le premier qui la faisait se sentir importante et aimée. Et c'était cela que, sans le savoir vraiment, elle avait toujours recherché.

— Aujourd'hui, je me suis dépêché d'abattre le travail, lui souffla Garth à l'oreille.

— Raconte-moi ça, répondit-elle en enfonçant ses ongles dans le dos de son amant.

— Je voulais finir tôt pour venir te retrouver.

Cette réponse qui disait clairement que Garth avait pensé à elle toute la journée attisa encore son plaisir.

— Moi aussi, j'ai pensé à toi tout le temps.

Elle aurait aimé lui dire qu'elle avait souhaité pouvoir faire tourner plus vite les aiguilles de la pendule pour qu'il soit à nouveau auprès d'elle, mais les mots lui manquèrent. Sous les poussées de plus en plus intenses de Garth, elle était devenue incapable de se concentrer sur quoi que ce soit d'autre que le battement de son cœur, l'ivresse de ses sens et la certitude qu'elle ne pourrait plus résister longtemps avant d'accéder à l'orgasme.

La tête rejetée sur le côté, elle s'efforçait de respirer lentement pour retarder le moment où l'abandon total au pouvoir sensuel de Garth l'emporterait.

Mais l'instant arriva, et la volupté fondit sur elle, faisant palpiter son corps tout entier tendu de plaisir. L'orgasme passé, comme liquéfiée par la jouissance, elle soupira de bonheur tandis que Garth la plaquait contre l'oreiller pour céder à son tour à l'ouragan de la volupté. Elle le regarda jouir et en eut les larmes aux yeux.

Ce qu'ils venaient de vivre était sublime, et sublimes encore furent les baisers qu'ils échangèrent ensuite tout en essayant de retrouver leur souffle.

Ensuite, il y eut un moment de silence où ils se regardèrent, émerveillés, Garth encore sur Lina et en elle.

Pour Lina, ce fut le moment le plus précieux. Toutes les autres relations qu'elle avait pu avoir lui parurent en comparaison vaines et pathétiques.

Pour Garth, ce fut le sentiment qu'il venait de grimper sur un radeau de survie.

Tout cela, pour l'un comme pour l'autre, était au-delà des mots et de toute logique.

Ensuite, Garth se leva, noua une serviette de bain autour de ses hanches et lui sourit.

Après cela, jamais pudding de Noël refroidi accompagné de crème anglaise ne fut plus délicieux.

6.

Alors pourquoi, tandis que sa vie venait d'approcher la perfection au plus près, Lina ne pouvait-elle pas dormir ?

Allongé près d'elle, Garth avait déjà plongé dans le sommeil.

L'étreinte physique qu'ils venaient de partager l'avait tellement comblée que son corps lui paraissait flotter dans un éther féerique, et pourtant, son esprit continuait à fonctionner, incapable de trouver le repos.

Était-ce à cause de l'adrénaline emmagasinée au cours de ce week-end exceptionnel ? Ou bien à cause de cette question stupide qui venait de surgir dans son esprit au moment où elle s'y attendait le moins : pourquoi Garth n'avait-il pas eu de *Christmas pudding* depuis des années ?

Sourcils froncés dans l'obscurité, elle essayait d'y trouver une réponse.

La première qui lui vint à l'esprit fut que, comme beaucoup de ceux qui travaillent dans le domaine de la santé, Garth avait été de garde ces soirs-là.

Elle-même avait à plusieurs reprises été d'astreinte pendant les fêtes. Toutefois, malgré les horaires les plus compliqués auxquels elle ait dû se plier, il y avait toujours eu un dîner de Noël et un sapin décoré qui l'attendait chez sa mère ou chez des amis, même si elle ne pouvait pas en profiter avant le jour de l'An. Toujours, ce moment de fête avait été célébré.

Mais ce rite était peut-être propre à sa famille et à son environnement ? Peut-être d'autres étaient-ils moins viscéralement attachés aux traditions ?

Cette réponse ne parvenait pourtant pas à la satisfaire. Elle restait allongée, baignée par la lumière en provenance de la rue et incapable de s'endormir.

Dans le fond, cette insomnie ne la dérangeait pas. Jamais le monde ne lui avait semblé aussi bien fait, c'était presque trop beau pour être vrai. C'était une chance que de rester éveillée pour ne pas en perdre une minute !

Mais n'était-ce pas trop beau pour durer ?

Vite, elle écarta cette pensée dérangeante liée à son vieux fond de pessimisme. Ce soir, elle était bien décidée à ne pas l'écouter. Mieux valait tourner son attention vers le bruit étouffé de la circulation dans la rue et la respiration paisible de Garth endormi à côté d'elle.

Même couché sur le dos, il ne ronflait pas !

Elle se pencha sur lui pour contempler ses traits harmonieux et poser la main sur sa poitrine.

Et tout à coup, voilà que cet éclair de reconnaissance la frappa à nouveau. Elle avait déjà vu son visage par le passé. Cette fois, elle en était sûre !

Mais où, où donc l'avait-elle déjà aperçu ?

Cette impression l'avait assaillie la première fois lorsqu'elle avait découvert Garth dans la salle du personnel, endormi sur une chaise. Sa mémoire avait eu un à-coup, comme prête à se remémorer une circonstance, un lieu, mais sans pour autant aller au bout de son parcours.

La même chose, exactement, venait de se produire.

Elle se redressa sur le coude pour mieux l'observer, avec l'impression qu'elle essayait de se souvenir d'un rêve.

Ce nez droit, ces lèvres légèrement entrouvertes, où les avait-elle déjà vus ?

Les phares d'une voiture jetèrent brusquement une lueur intense et brève sur le visage de Garth.

Alors, à la place de la lueur blanche projetée, pendant un court instant, elle aperçut une lumière bleue. Ou, plus exactement, elle se souvint avoir aperçu ce visage éclairé par les lumières bleues puis rouges des ambulances.

Maintenant, elle se rappelait tout de leur première rencontre, et elle le regrettait amèrement.

Sa respiration se précipita. Elle se tourna et s'allongea, toute tremblante, le bras sur les yeux, comme pour oublier le spectacle horrible d'autrefois.

Elle avait travaillé sur de très nombreux accidents, mais certains malgré tout s'incrustaient dans la mémoire. Celui-ci en faisait partie, gravé à jamais dans ses souvenirs.

Garth Hughes n'avait pas été son patient. Son épouse, oui.

7.

— Comment avancer avec une circulation pareille ? protestait Wendy.

Toutes lumières allumées et sirènes hurlantes, l'urgentiste chevronnée conduisait sur le bas-côté de la route tout en écoutant les nouvelles qui leur parvenaient. On venait de les appeler sur le lieu d'un très grave accident. Lina, qui faisait équipe avec elle ce soir-là, sentait son pouls s'accélérer tandis qu'elle essayait de se remémorer les gestes de premiers secours. Elle les connaissait par cœur, mais il s'agissait là de sa première intervention sur un accident de cette importance.

— Mon Dieu ! s'exclama Wendy en arrivant sur les lieux.

Le spectacle qui s'offrait à leurs yeux était cauchemardesque. Un car et plusieurs voitures étaient imbriqués les uns dans les autres. Tout autour, plusieurs personnes visiblement choquées, hagardes, contemplaient le désastre, hallucinées. Certaines étaient prises en charge par les urgentistes déjà arrivés sur place.

Lina et Wendy s'avancèrent au milieu des sauveteurs déjà présents. On leur demanda de s'occuper du conducteur d'une voiture pendant qu'une autre équipe se chargeait du passager.

Il leur suffit d'un coup d'œil sur le métal ratatiné pour comprendre que la situation était grave. Vos, le médecin sur place, leur expliqua que la colonne de direction était enfoncée dans la poitrine de la femme qui conduisait. Ce serait difficile, voire impossible de la sauver.

La portière du véhicule avait été arrachée, le corps de la femme gisait, plié selon un angle inquiétant. Les premiers secours avaient tout de même réussi à lui passer une minerve et à la brancher sur un moniteur qui surveillait son cœur et sa tension.

Contre toute attente, la blessée était consciente.

— Est-ce que mon mari va bien ? souffla-t-elle.

Lina jeta un coup d'œil sur le passager avant de répondre.

— Je vous en prie, reprit la jeune femme, dites-moi... Je vous en supplie. Portez secours à mon mari, je ne l'entends pas.

— Une équipe s'occupe de lui, madame, assura Lina.

— Merci.

Elle jeta un coup d'œil sur les papiers d'identité que lui avait donnés le premier sauveteur.

— Vous êtes Carrie, n'est-ce pas ?

— Oui.

— Je suis Lina. Nous allons très vite vous amener à l'hôpital, vous et votre mari, mais en attendant vous devez rester aussi immobile que possible.

La blessée était d'une beauté et d'une élégance inhabituelles. Elle portait de longues boucles d'oreille en argent, une robe en velours gris et un rouge à lèvres rose vif. Lina remarqua tous ces détails parce que le fard à joues était très voyant sur ce visage blême. Ce teint couleur de cire n'était évidemment pas la coloration naturelle de la patiente. La jeune femme était dans un état désespéré.

— Je vais vous installer une nouvelle perfusion, annonça Lina. Cela vous soulagera davantage.

— Je vous en prie, supplia la blessée en retirant le masque à oxygène appliqué sur son visage pour parler plus distinctement. Dites-moi comment va mon mari. Je suis médecin, et je sais très bien ce qu'il se passe...

— Oui, je comprends, mais conservez le masque, il vous aide à respirer.

Lina avait parlé d'une voix ferme tout en regardant le passager.

— Est-ce qu'il est mort ? demanda Carrie. Dites-moi la vérité !

— Non, il n'est pas mort, assura Lina.

Mais cela mis à part, elle était dans l'incapacité d'ajouter quoi que ce soit de pertinent.

La tête du passager était calée contre le repose-tête. Il devait être blessé au crâne, car du sang ruisselait sur son visage. Il était inconscient, mais il respirait.

— Il respire, annonça-t-elle à Carrie. Il est blessé à la tête, mais il respire.

— Garth…

Carrie rassembla toutes ses forces pour arracher le masque une nouvelle fois et parler à son mari.

— Garth, je suis juste à côté de toi…

Elle leva vers Lina un regard implorant.

— Vous croyez qu'il m'entend ?

— Oui, je pense.

Lina ne faisait pas cette réponse dans le simple but d'apaiser la blessée. Le couple était très gravement atteint, mais elle avait vu l'homme lever légèrement la main en entendant la voix de sa femme.

— Il a bougé la main quand vous avez parlé.

— Tiens bon, Garth ! Je suis enceinte, Lina. Dites-le-lui !

— D'accord, promit Lina.

— Garth ne le sait pas encore, reprit Carrie… J'allais le lui annoncer ce soir quand nous serions de retour à la maison. J'avais acheté du… champagne…

La voix de Carrie était devenue une sorte de gargouillis difficile à comprendre. Elle se mit à sangloter, ce qui l'empêchait de respirer.

— Mon bébé… Mon pauvre bébé…

— Laissez-nous nous occuper de vous, demanda Lina. Nous nous occuperons du bébé plus tard. Gardez le masque, je vous en prie. Mes collègues vont extraire votre mari de la voiture.

Mais Carrie ne suivit pas ces conseils. Une nouvelle fois, elle repoussa le masque.

— Je t'aime, Garth. Je t'aime !

Lina aperçut les lumières bleues de l'ambulance sur le

visage exsangue de l'homme. Elle savait déjà que si jamais il revenait à la vie, son monde serait bouleversé à jamais.

— Votre mari est en route vers l'hôpital. Nous allons bientôt nous occuper de vous.

— C'est très bien, souffla Carrie en fermant les yeux.

— Ouvrez les yeux, Carrie ! ordonna Lina. Avez-vous très mal ?

— Non, pas du tout. S'il vous plaît, enlevez-moi ce masque, il m'étouffe.

— Non, vous allez vous sentir mieux quand vous l'aurez remis.

— Je veux aller dans le même hôpital. Avec lui. Je vous en prie.

— Bien sûr.

— Je déteste être... à la place de la patiente, murmura Carrie.

Lina faisait son possible pour maintenir la blessée consciente en lui parlant calmement.

— Vous êtes mariés depuis longtemps ?

— Depuis deux ans.

— Vous avez voyagé ?

— Lune de miel... Maldives..., répondit Carrie, grimaçant un sourire.

La conversation allait de bric et de broc, l'essentiel étant de permettre à Carrie de rester liée à ses souvenirs heureux pendant que Lina surveillait les perfusions.

Le médecin urgentiste, à leurs côtés, réfléchissait à la meilleure façon de dégager la blessée de la colonne de direction enfoncée dans sa poitrine. La situation était très grave, car c'était précisément cela qui évitait à Carrie de se vider de son sang.

— Mes parents, gémit Carrie. Il ne faut pas leur téléphoner, ils ont le téléphone en horreur.

— Nous allons nous en occuper.

— Je veux que ce soit Garth qui les prévienne.

Elle devait commencer à délirer puisqu'elle savait que Garth avait été blessé en même temps qu'elle et dirigé vers l'hôpital.

Ensuite, elle se mit à parler du poney qu'elle avait eu enfant, de la gentillesse de ses parents.

— Garth n'a pas été aussi chanceux que moi...

Soutenue par les quelques mots que Lina lui donnait en réponse, Carrie continuait à parler.

— Son père est abominable...

Une quinte de toux lui coupa la parole.

Lina vit que c'était du sang qu'elle crachait. Elle essuya le visage de Carrie, qui reprit son récit.

— Nous nous sommes connus pendant nos études de médecine...

Lina écoutait avec attention et bienveillance les détails d'une vie en train de se terminer sous ses yeux.

— J'ai froid, souffla Carrie.

— Je vais vous rajouter une couverture, déclara Lina en attrapant celle que Wendy lui tendait.

Ensuite, Carrie raconta de façon décousue tout ce qui avait compté dans sa vie. Son premier cheval, le chien qu'ils allaient adopter parce que Garth n'aimait pas les chats ni le café, son horreur de la nourriture italienne...

— J'espère que c'est un garçon, dit-elle d'une voix mourante. Mais une fille, ce sera très bien aussi.

— De toute façon, ce sera un beau bébé.

— Oui. Vous m'amenez dans le même hôpital que Garth ?

— Oui, bien sûr. Vous serez dans le même hôpital tous les deux.

Lina se souvenait être restée sur le bord de la route, à contempler tristement la couverture qui recouvrait le corps qu'ils n'avaient pas réussi à dégager, toujours empalé sur la colonne de direction.

Elle pensait aux parents de Carrie au pays de Galles, à son

mari qui risquait de reprendre connaissance pour apprendre que sa merveilleuse épouse venait de mourir.

— Cette fois, c'était vraiment dur, avait déclaré Wendy un peu plus tard.

— Si nous l'avions dégagée plus vite…

— Elle serait morte plus tôt, avait répondu Wendy. C'était cela qui la maintenait en vie. Au moins, grâce à toi, elle a eu le temps de se rappeler tous ses bons souvenirs.

Et maintenant, c'était au tour de Lina, allongée sur le dos, de se souvenir avec précision de la tristesse de cette scène et de la difficulté qu'elle avait eue à assumer le reste de sa garde. Elle se rappelait le goût amer des larmes qu'elle avait refoulées dans sa gorge et sa révolte-face à l'injustice du monde. Ce matin-là, au lieu de rentrer directement chez elle, elle avait préféré passer chez sa mère en quête d'un peu de réconfort.

Hélas, cela s'était avéré une perte de temps.

Celle-ci lui avait préparé une tasse de thé.

— Ma chérie, cela fait partie de ton métier, lui avait-elle assené en guise de consolation. Si tu ne le supportes pas, il faut que tu changes de métier.

— Mais j'aime ce que je fais ! avait protesté Lina.

Sa mère n'avait jamais compris que malgré le désarroi dans lequel cela la plongeait parfois, elle adorait ce qu'elle faisait.

Alors, face à ce dilemme, elle avait décidé de se protéger.

C'était ainsi que quelques jours plus tard, à l'occasion de son congé, elle s'était retrouvée en train de marcher à grandes enjambées sur la plage caillouteuse de Brighton, en plein hiver.

Le vent glacé lui giflait le visage, elle était gelée jusqu'aux os, mais au moins, enfin, elle était capable de réfléchir.

C'était ce métier-là qu'elle aimait, et pas un autre. Seulement, pour continuer à l'exercer, elle devait apprendre à ne pas ramener chez elle les bouleversements émotionnels qu'il occasionnait. Ni chez elle ni chez sa mère. Et s'ils résonnaient trop fort avec ses propres blessures, la seule solution était d'enfouir ces dernières le plus profondément possible et de se forger une carapace d'insensibilité.

C'était ce qu'elle avait fait pendant des années.

Mais voilà, Garth Hughes venait de ramener à la surface tout ce qu'elle avait si soigneusement enfoui.

En ce moment, elle était couchée auprès d'un homme qu'elle connaissait à peine mais dont elle connaissait l'histoire. Un homme à propos duquel, à son insu, elle savait trop de choses.

Tout au long de cette nuit d'insomnie, elle ne cessa de penser à Carrie, à sa beauté et au gâchis que représentait cette vie trop tôt fauchée. Elle se rappela les bribes des confidences de la jeune femme qu'elle n'avait jamais évoquées jusque-là. Hélas, aujourd'hui, tout ce qu'elle avait vécu auprès de cette dernière dans cette nuit froide et humide lui revenait à la mémoire avec la plus grande clarté.

Enfin, l'aurore s'annonça. Hélas, la situation ne lui apparut pas meilleure à la lumière du jour. Au contraire.

Garth remua à côté d'elle.

— Tu es déjà réveillée ?

— Oui, dit-elle d'une voix qui sonnait faux.

— Tu vas bien ? s'inquiéta Garth, qui avait dû le percevoir aussi.

— Oui, bien sûr !

Le malaise qu'elle ressentait pouvait ressembler à celui d'une adolescente qui regrette ce qu'elle vient de faire… Sauf que ce n'était pas du tout cela.

— Tu veux une tasse de thé ? proposa Garth.

— Je préfère le café.

— Ah… Je vais voir si j'en ai. En fait, je n'en bois jamais.

Ça, elle le savait déjà, pensa Lina pendant qu'il partait vers la cuisine.

Voilà que le monde réel les rattrapait. Leurs goûts, leurs aversions, leur passé.

Car tout ce que Carrie lui avait dit cette nuit-là lui revenait à la mémoire avec une clarté abrutissante : Garth n'aimait ni le café, ni les pâtes, ni son père, ni les chats…

Qu'allait-elle faire de tout cela ?

— J'en ai tout de même trouvé, déclara Garth un peu plus tard en revenant dans la chambre, une tasse à la main.

— Merci beaucoup.

Elle leva vers lui un regard gêné.

— Il faut que je rentre…

— Mais non, rien ne presse. Reste prendre le petit déjeuner avec moi. On peut refaire un pique-nique, si tu veux.

— Non, merci, Garth. Il faut vraiment que je parte. Shona est sortie, et mon chat doit miauler désespérément en attendant son repas.

Oups, Garth détestait les chats.

Zut !

Pourtant, il ne fit pas la grimace à cette évocation, et pas davantage de commentaires.

— Tu sais, je suis une véritable mémère à chats, insista Lina.

Pourquoi disait-elle cela ? C'était ridicule. Avait-elle envie de le tester ?

Peut-être. Son cerveau en piteux état était capable de toutes les bêtises.

— Comment s'appelle-t-il ? demanda Garth.

— Qui ?

— Ton chat, voyons.

— Ah… C'est une chatte. Gretel.

Il sourit.

Elle attendit qu'il ajoute quelque chose à propos de son aversion pour ces animaux, mais il n'en fit rien.

Elle n'y comprenait plus rien, ne savait plus que croire. Rien ne concordait entre son comportement actuel et ce que Carrie lui avait appris de lui. Ne lui avait-il pas dit la veille qu'il s'entendait bien avec son père ?

Quelle étrange situation ! Elle avait beaucoup parlé d'elle alors qu'il n'avait pratiquement rien confié sur lui. Pourtant, malgré les quelques contradictions superficielles qu'elle venait de relever, elle en savait bien plus sur lui que lui sur elle.

Peut-être préférait-il que leur relation ne soit qu'une simple aventure ? Voilà qui expliquerait sa discrétion.

Est-ce que Garth ne recherchait que le sexe ?

Pourtant, elle avait l'impression qu'il s'agissait plus que de cela…

Hélas, tout le bonheur qu'elle avait connu avec lui au cours du week-end s'était évanoui. Mieux valait qu'elle parte. Elle avait besoin de réfléchir.

— Je vais te ramener chez toi, proposa-t-il.

— Non, merci, ce n'est pas la peine. J'ai promis à ma mère de m'arrêter chez elle sur le chemin du retour, expliqua-t-elle en enfilant ses vêtements.

Tous deux savaient que c'était là une piètre excuse, mais Garth ne fit pas de commentaire.

— Lina ?

Visiblement, Jeanette Edwards n'attendait pas la visite de sa fille un samedi matin sur le coup de 8 heures, mais elles se retrouvèrent vite toutes les deux à la table de la cuisine, une tasse de café à la main.

— Qu'est-ce qu'il se passe, Lina ?

— J'ai rencontré quelqu'un. Enfin, je le connais à peine, mais j'ai l'impression que c'est sérieux. Il me semble que c'est une rencontre particulière.

— Dans ce cas, qu'est-ce que tu fais ici ? demanda Jeanette en riant.

Mais la mine attristée de sa fille l'incita à la bienveillance.

— Continue, ma chérie. Je t'écoute.

Lina adorait sa mère, qui était une personne merveilleuse à condition d'être soi-même de bonne humeur.

« Jeanette vit sur une autre planète », disait son père autrefois.

En effet, Jeanette n'aimait parler de rien de ce qui la contrariait.

— Je parie que c'est ton métier qui te déprime, avait-elle l'habitude de dire quand Lina essayait de se confier à elle.

Après quoi, elle se levait pour aller chercher un paquet de biscuits ou une bouteille de vin, ou son ordinateur pour lui montrer une émission *sen-sa-tion-nel-le*.

La réponse de Jeanette à la plupart des problèmes était de ce style, et Dieu sait combien Lina aurait aimé avoir hérité de ce trait de caractère désinvolte et insouciant !

Pourtant, aujourd'hui, elle avait réellement besoin d'un conseil.

— Maman, tu te rappelles cette patiente qui m'avait tant bouleversée il y a quelques années ?

— Euh… Voyons…

— Tu sais, le matin où je suis rentrée en larmes de ma nuit de garde ?

— Lina, aussi loin que je me souvienne, tu es toujours rentrée en larmes de ton travail.

— Non, je te parle du carambolage qui a eu lieu quand je venais de commencer à travailler dans les urgences.

— Il y en a eu tellement !

— Je parle de cette jeune femme qui avait la colonne de direction plantée dans le thorax, si bien que…

— Lina ! coupa Jeanette. Je ne supporte pas les détails de ce genre d'histoires. Est-ce qu'elle est morte ?

— Oui, elle est morte, et…

— Arrête, Lina ! Je sais que tu adores ton métier, mais franchement, je ne suis pas capable d'entendre parler de carambolages sur l'autoroute un samedi matin. Tu le sais très bien. Je ne supporte pas les tensions de ton métier.

Oui, Carrie était morte. C'était là le seul point positif de cette histoire. Carrie était morte, et six ans plus tard, Lina était tombée folle amoureuse de son mari.

Le plus étrange, c'était que Lina se souvenait parfaitement de ce style de conversation entre son père et sa mère, quand ce dernier revenait soucieux de son travail.

« Tout s'arrangera, tu verras. »

Il affichait la même expression déçue que celle qu'elle-même devait arborer en ce moment.

— Bon, si tu me parlais de cet homme que tu viens de rencontrer ?

Mais elle n'avait plus envie de continuer à s'épancher, le

moment était passé. Elle se contenta de faire quelques vagues commentaires et de manger quelques biscuits au chocolat avant de rentrer chez elle.

Une fois de retour à son appartement, sa colocataire roula des yeux horrifiés en découvrant sa mine accablée.

— Allons bon… Je parie que ton amoureux est un voyageur de commerce marié et père de triplés !

— Non, pas du tout.

— Et alors ? Qu'est-ce qui ne va pas ?

— Eh bien…

Comment expliquer ? Même si elle l'avait voulu, c'était trop compliqué.

— Disons que j'ai passé un week-end très agréable, mais que nous ne sommes pas faits pour nous entendre.

Sur ce, elle gratifia Shona d'un pauvre sourire et se retira dans sa chambre avec Gretel.

Une fois allongée sur son lit, la chatte ronronnante installée sur sa poitrine, elle se mit à réfléchir.

Cette fois, le problème qui l'occupait était sérieux. Bien plus sérieux que le choix d'un nouvel appartement ou d'une autre colocataire. Garth ne pouvait pas être écarté aussi facilement de son esprit.

Garth ? Plus exactement, Garth *et* Carrie. La vie qu'ils avaient partagée.

Avait-il su que Carrie était enceinte ?

Sans doute. Sur son lit d'hôpital, il avait découvert qu'il avait perdu non seulement sa femme mais aussi leur enfant.

Cette seule pensée la fit fondre en larmes.

Allait-il le lui reprocher en apprenant le rôle qu'elle avait joué cette nuit-là auprès de Carrie ? L'accuser de ne pas avoir su sauver sa femme ?

Une heure plus tard, épuisée de larmes et de fatigue, elle reçut un texto de Garth.

Un texto adorable qui normalement aurait dû lui mettre la joie au cœur.

Hélas, la bulle de bonheur qui les avait abrités tous les deux avait éclaté.

Un autre texto arriva un moment plus tard : Garth avait envie de la voir avant son départ en vacances.

Elle fixa son écran de téléphone longuement en se disant que c'était sûrement pour lui parler de sa vie passée.

Comment aurait-il pu deviner qu'elle savait déjà ?

Ou bien leur relation allait commencer sur un mensonge, ou bien elle lui dirait tout. Mais comment s'y prendre ?

Elle finit par se dire que leur relation n'avait de toute façon aucun avenir. Étant donné tous les échecs sentimentaux qu'elle avait connus alors qu'aucune de ces relations n'était plombée par un lourd passé, comment celle-ci pourrait-elle aboutir à quoi que ce soit ? Elle ne croyait plus à sa capacité à nouer une relation amoureuse.

D'autant plus que Carrie, alors même qu'elle était en train de mourir, avait été une beauté rayonnante, raffinée et élégante.

La jeune femme que Garth avait invitée le vendredi précédent, vêtue de violet par les soins de Shona, qui buvait du vin parce que c'est chic en écoutant du jazz qu'elle n'aimait pas, n'était pas la véritable Lina. Il ne le savait pas, alors qu'elle connaissait tout sur lui. Elle avait le joker dans son jeu, et elle mourait de peur à l'idée de l'utiliser.

Aussi, au lieu de répondre à Garth par un message léger, elle lui envoya un émoji, coupa son téléphone et se mit à pleurer.

Tout était terminé entre eux avant même d'avoir commencé.

8.

Heureusement, lorsque le matin arriva, Lina avait quelque peu retrouvé son calme.

Tout en préparant les sandwichs qu'elle allait emporter à son travail, elle en arriva à la conclusion qu'elle avait besoin de conseil. D'un conseil masculin.

Elle faisait partie de l'équipe du matin cette semaine. Ce serait pour une fois au tour de Brendan d'écouter au lieu de recommencer sa sempiternelle litanie à propos des hypothétiques contractions d'Alison.

Sauf que… Elle se retrouva en compagnie de Peter le Parfait.

— Brendan est en congé de paternité, lui annonça celui-ci.

— Il ne m'a pas prévenue ! s'exclama-t-elle, un tantinet vexée étant donné leur amitié. Qu'est-ce qu'ils ont eu ?

— Le bébé n'est pas encore né. En fait, ils ne sont même pas encore à l'hôpital. Il s'agit certainement d'une nouvelle fausse alarme.

C'est ainsi qu'elle passa toute la journée avec Peter le Parfait, qui, quoique moins qualifié et moins expérimenté qu'elle, avait la prétention de tout savoir.

Lorsque son téléphone sonna, elle se hâta de lire le message.

Dilatation de deux centimètres !

Lina ne put s'empêcher de sourire.

Puis, à midi :

Cinq centimètres ! Alison est merveilleuse. Elle parle au téléphone avec sa mère.

Sa journée fut ainsi émaillée de petits textos qui lui faisaient monter les larmes aux yeux. L'amour de Brendan pour sa femme était tel que sa propre vie sentimentale lui paraissait encore plus catastrophique.

Jamais elle n'aurait dû coucher avec Garth ! Ils auraient dû faire comme on faisait autrefois : se tenir par la main et apprendre à se connaître sans se presser. Ainsi, il lui aurait probablement parlé de Carrie au bout de quelque temps.

Le soir, lorsqu'elle se retrouva chez elle, assise devant son croque-monsieur refroidi, elle prit conscience que Garth ne la connaissait pas du tout.

Non, elle n'était pas du tout la jeune femme élégante qu'elle avait voulu paraître le soir de sa première invitation. Carrie avait été ce genre de femme. Sur ce plan, jamais elle ne lui arriverait à la cheville.

Toutes les blessures causées par ses précédents échecs sentimentaux remontaient à la surface. La vérité, la vérité nue, c'est qu'elle n'était pas aimable, voilà tout.

Et puis, un peu plus tard, arriva le message qu'elle redoutait entre tous :

Lina, est-ce que tout va bien ?

Ce n'était pas Brendan, mais Garth.

Elle lui répondit que oui, qu'elle était seulement très occupée et qu'elle devait partir travailler.

C'est ainsi qu'à minuit, gelée et horriblement triste, elle se glissait dans son lit, lorsque son téléphone sonna à nouveau.

Elle avait deviné que cette fois ce ne serait pas Garth.

C'était une bonne nouvelle, toutefois : Alison et Brendan étaient parents d'un magnifique petit garçon.

Elle leur renvoya tous les émojis souriants qu'elle avait à sa disposition et s'allongea près de Gretel en pleurant.

9.

L'hôpital général était le dernier endroit au monde où Lina avait envie de se rendre.

Ce n'était pas tout à fait vrai, cependant. Elle était très heureuse de voir Brendan, Alison et leur bébé tout neuf. Et même si elle évitait de rencontrer Garth, elle désirait en même temps follement tomber sur lui au détour d'un couloir.

Pendant sa pause, elle était allée acheter un adorable pyjama pour le bébé, et l'équipe d'urgentistes l'avait chargée de remettre à Alison un arrangement floral décoré de ballons bleus.

Tête baissée pour mieux se cacher derrière les ballons et la composition fleurie, elle se dépêcha de rejoindre les ascenseurs. Et là, juste au moment où elle poussait un soupir de soulagement, elle se retrouva nez à nez avec Garth qui sortait de l'un d'entre eux.

— Lina !

— Garth…

Le cœur de Lina avait fait un bond, son sang battait à ses tempes. Elle fit de son mieux pour paraître calme et posée mais se sentit rougir violemment. Pourvu que Garth mette cela sur le compte de la chaleur qui régnait dans l'hôpital et sur le fait qu'elle portait un manteau et une écharpe en laine.

— J'allais justement…

— … dans le secteur de la maternité, acheva Garth en considérant les ballons et les fleurs.

— Oui.

— Ton collègue a donc eu son bébé ?

— Oui. En fait, c'est plutôt Alison qui a fait le boulot, mais c'est ça. Ils viennent d'avoir un petit garçon.

Garth attendait sans doute qu'elle lui explique pourquoi elle n'avait pas répondu à ses messages. Peut-être allait-il suggérer qu'ils se retrouvent un peu plus tard ?

Elle attendit en silence, mal à l'aise.

— Il vaut mieux que je te laisse y aller, déclara Garth.

— En effet. C'était sympa de te rencontrer, dit-elle en entrant dans l'ascenseur.

Le regard qu'il lui jeta prouvait clairement qu'il savait qu'elle lui mentait. Pourtant, ce n'était pas un mensonge. Elle avait malgré tout été heureuse de le revoir.

Et tellement malheureuse en même temps !

Elle avait envie de lui courir après, mais pour lui dire quoi ? Pour lui proposer d'aller prendre un café et lui raconter tout ce dont elle se souvenait ?

Cet homme essayait d'avancer dans la vie. Au mieux, elle lui avait servi de marchepied vers une étape ultérieure.

Elle s'efforça de se composer un visage serein avant d'arriver à la chambre d'Alison. Elle frappa à la porte avant de l'entrouvrir doucement.

— Lina !

Un grand sourire aux lèvres, Alison était assise sur son lit pendant que Brendan faisait les cent pas dans la chambre, le bébé dans les bras.

— Félicitations ! dit Lina en l'embrassant et en lui remettant son cadeau ainsi que les fleurs et les ballons. Comment te sens-tu ?

— Folle de bonheur ! Tout le monde a été formidable. Cela dit, je suis quand même épuisée.

— Je ne vais pas rester longtemps, rassure-toi, je ne veux pas te fatiguer. Avant de partir, est-ce que je peux voir la petite merveille ?

— Bien sûr, répondit Brendan. Tu peux même le prendre dans tes bras si tu veux !

Fort émue, Lina prit contre elle le petit paquet d'où émergeaient deux menottes potelées et un crâne décoré d'un épi de cheveux blonds. Le bébé était tellement adorable qu'elle en eut les larmes aux yeux.

— C'est fou ce qu'il te ressemble ! s'exclama-t-elle à l'adresse de Brendan.

— Oui, c'est moi en réduction, renchérit le père, fier comme un paon.

Pendant que Lina admirait le petit visage encore fripé et rouge, Alison annonça qu'ils allaient bientôt le faire baptiser.

— Mais nous allons attendre que tu rentres de tes vacances.

— C'est vraiment gentil !

— Non, c'est normal, car nous souhaitons que tu sois sa marraine.

C'était une surprise des plus agréables, qui fut bientôt suivie par une autre : en sortant de l'ascenseur elle découvrit que Garth l'attendait.

Elle ne s'y attendait pas du tout, résignée déjà à ce qu'il disparaisse de sa vie comme avaient fait ses précédents amoureux.

— La visite s'est bien passée ?

— Oui. Le bébé est magnifique. Ils l'appellent Michael.

Ils marchèrent ensemble un moment dans le couloir puis, comme le silence se faisait pesant, Lina demanda :

— Tu as fini de remplir ces formulaires qui te contrariaient tant ?

— Mieux que ça ! J'ai même réussi à vider mes cartons… Enfin, à peu près. Je suis très content car c'est quelque chose que je remettais depuis des semaines.

Il prit une profonde inspiration.

— Lina, je n'aime pas la façon dont nous nous sommes quittés.

— Je ne comprends pas…

— J'ai l'impression que tu m'évites comme si j'étais un prédateur. Tout à l'heure, quand tu m'as vu près de l'ascenseur, tu as fait un saut en arrière.

— Non !

— Si. Et en guise de réponse au message dans lequel je

te disais combien j'avais aimé faire l'amour avec toi, tu m'as répondu par un émoji.

— Je… je suis désolée.

Jamais Garth ne pourrait deviner combien de temps elle avait passé à hésiter avant de se résoudre à cela. Ni combien de temps elle avait mis à le choisir en espérant qu'il serait lourd de tout ce qu'elle avait sur le cœur.

— C'était vraiment super, reprit-elle.

— C'est tout ? Et maintenant, c'est fini ?

— Non.

Voilà au moins qui était vrai. Elle l'admettait avec facilité, tant la simplicité de leur désir l'un pour l'autre avait été une évidence, même si leur relation était maintenant devenue horriblement compliquée. Seigneur, ce serait tellement confortable de pouvoir revenir en arrière, quand elle ne s'était pas encore souvenue de l'accident !

Elle ne savait plus que faire. Fallait-il tout lui dire ? Continuer de se taire ?

— Garth, lança-t-elle de but en blanc, je n'aime pas le jazz.

— Pardon ?

— Je veux dire… Ça ne peut pas marcher entre nous.

— Parce que tu n'aimes pas le jazz ? Tu plaisantes ?

Son regard bleu marine reflétait la plus sincère incrédulité.

— Non.

— C'était juste le sexe qui t'intéressait ?

— Oui.

Il continua à la fixer sans sourire avant de répondre brusquement :

— Très bien. Je suis content d'avoir été à la hauteur.

Sur ce, son beau visage reprit l'expression grincheuse qu'il arborait le jour où elle l'avait vu pour la première fois, et il tourna les talons.

Elle se retint de courir après lui pour lui expliquer que, si elle se comportait ainsi, si elle lui mentait, c'était pour lui, pour ne pas lui briser le cœur une seconde fois.

Mais ce n'était pas tout à fait la vérité.

Elle était terrifiée à l'idée de lui avouer ce qu'elle savait. Que ferait-il ensuite ? Il partirait de toute façon, encore plus malheureux. Et elle se retrouverait seule comme d'habitude.

Les réflexions de Brendan lui revinrent en mémoire à ce moment-là.

Il avait raison de lui reprocher de toujours s'attendre à être abandonnée. Garth n'était pas comme son père. Elle était intimement persuadée qu'il était digne de confiance, mais avait-elle le droit de se fier à son intuition alors que celle-ci l'avait tant de fois induite en erreur ?

Qui pourrait l'aider d'un conseil ?

Inutile de penser à Brendan, qui flottait sur son petit nuage de jeune père. Ni à May qui travaillait avec Garth. Pour le meilleur ou pour le pire, il ne restait plus que sa mère.

Elle retourna donc la voir.

— Alison va bientôt pouvoir rentrer chez elle ?

— Oui, dès demain. Sa mère vient passer quelques jours pour l'aider, et ensuite Brendan prend un mois de congé de paternité.

— Ton père n'en a jamais fait autant…

Elle inspira profondément et décida de ne pas relever la pique.

— Ils m'ont demandé d'être la marraine.

— C'est gentil !

— Oui.

— Tu sais, ce gars dont je t'ai parlé la dernière fois ?

Mais elle fut incapable de continuer. Comment expliquer la situation ?

Elle préféra aborder la partie concernant son travail.

— Tu sais, je vais demander ma mutation pour Newcastle.

— Newcastle ?

— Oui.

— Quelle idée ! Pourquoi veux-tu partir ? Tu adores Londres, tu y as tes amis, ta mère…

— Oui, maman, je sais, mais j'en ai assez d'être en colocation, et je n'ai pas les moyens de payer un loyer à moi seule. Si je venais passer quelques mois ici, je pourrais économiser…

Au moment même où elle prononçait ces mots, elle se rendit compte à quel point ils étaient ridicules.

Heureusement, Jeanette fut tout à fait de cet avis.

— Lina, reprit-elle sur un ton moralisateur, à ton âge, j'avais trois enfants, et je ne cherchais pas à revenir chez ma mère chaque fois que nous avions des soucis d'argent.

— Oui, je sais, maman.

— Et d'ailleurs, qu'est-ce que cette histoire de studio a à voir avec l'homme dont tu me parlais tout à l'heure ?

— Rien, reconnut Lina. Franchement rien.

Après tout, si elle était incapable d'entretenir une relation amoureuse alors qu'elle vivait à Londres, comment espérait-elle y arriver en vivant à l'autre bout du pays ?

En fait, elle avait peur d'avouer à quel point elle était attachée à Garth. Si elle le faisait, sa mère ne manquerait pas de lui servir une nouvelle tirade sur cette habitude qu'ont les hommes de vous laisser tomber un jour ou l'autre.

Mais il y avait autre chose encore. Quelque chose qu'elle-même avait du mal à reconnaître.

Garth Hughes n'appartenait pas au même monde qu'elle. Ce n'était pas une question de pizzas, de chats ou de jazz. Non, c'était à propos d'elle-même, Lina. Quand il aurait découvert qui elle était réellement, une femme sans le moindre souci d'élégance, heureuse de marcher sac au dos en pleine nature, il la quitterait, c'était évident.

10.

Ses précédentes ruptures avaient toujours blessé Lina, mais celle-ci l'atteignait à une profondeur qu'elle n'avait jamais connue auparavant. Il lui semblait qu'un nœud s'était installé dans sa poitrine et que ses poumons refusaient de s'emplir d'air. Ses séances de travail lui paraissaient interminables, elle n'en pouvait plus.

L'hôpital de Newcastle l'avait convoquée pour un entretien d'embauche, et comme cette ville se trouvait sur les chemins de l'Écosse où elle avait prévu d'aller marcher, elle en fixa le rendez-vous le vendredi matin. Dans la foulée des réservations de billets de train, elle organisa aussi la visite de deux appartements et d'une petite maison.

Peter le Parfait était aussi ennuyeux et susceptible qu'à l'ordinaire, ne supportant pas la moindre remarque de sa part. Lasse de s'affronter à lui, elle décida de lui accorder moins d'importance, ce qui leur permit de mieux collaborer. Les jours passaient, la vie continuait, mais elle était nettement moins agréable et exaltante que lorsque Garth en faisait partie.

Lorsque Brendan reprit son service, il ne fut pas sans remarquer sa mine défaite.

— Qu'est-ce qui t'arrive, Lina ?

— Rien.

— Allons, tu fais une tête d'enterrement !

— J'ai travaillé trop longtemps en binôme avec Peter, voilà tout.

Mais contrairement à ce qu'elle espérait, cette réponse ne mit pas fin aux questions de Brendan.

— Non, tu es tout à fait capable de te débrouiller avec lui.

Ça ne serait pas plutôt le bonhomme avec qui tu écoutes du jazz qui serait en cause ?

— Laisse tomber, Brendan.

— Qui a rompu ?

— Personne. Nous n'avions même pas commencé ! Seulement, je n'aime pas le jazz, et il n'aime pas les chats. Point final.

Ce n'était certainement pas un point final pour Brendan qui fit comme s'il n'avait pas entendu.

— Alors si c'est fini, pourquoi est-ce que tu continues à pleurnicher ?

— Tu m'as bien regardée ? Je ne pleurniche pas !

Au bord des larmes, elle fixa son ami.

— Tu veux bien me laisser tranquille ?

Cette fois, Brendan se le tint pour dit.

Elle en profita pour changer de conversation.

— Comment se porte Michael ? Tu ne m'as pas encore donné de nouvelles de mon filleul.

— Il a des reflux. Nous sommes en train de le changer de lait. Quand je pense que je m'imaginais que j'allais rester zen ! Tu comprends, depuis qu'il est là, tout a changé.

— Je comprends…

— Mais non, tu ne peux pas comprendre ! grogna Brendan.

Et vlan ! Encore une remarque qui atteignait Lina en plein cœur.

D'accord, elle-même n'avait pas d'enfant. Comment aurait-elle pu comprendre ce qu'ils étaient en train de vivre ?

Vexée et malheureuse, elle détourna le regard.

— Lina, enfin, qu'est-ce qu'il se passe ?

— Rien ! Rien de rien. Comment veux-tu qu'il se passe quelque chose dans ma vie ?

— Écoute…

— Stop !

— Non. Je veux te dire que…

— De quel droit pourrais-tu me donner des conseils ? Tu n'as jamais eu qu'une seule relation sérieuse.

— Justement. Et j'en reste là parce que Alison et moi travaillons tous les deux à ce qu'elle dure.

Cela, Lina le savait. Mais quelle était la recette ? Le secret ?

— Je t'en prie, Brendan, laisse-moi tranquille.

La situation vint en aide à Lina, car on les appela pour une intervention. La personne à secourir n'était pas dans un état désespéré mais se trouvait dans un genre de situation qui la bouleversait profondément.

William Carter, connu sous le nom de Bill, avait quatre-vingt-six ans. Il gisait sur le plancher de son petit appartement depuis plusieurs heures. Il était tombé et avait mis beaucoup de temps avant de pouvoir atteindre son téléphone.

— J'ai très froid, et je n'ai pas nourri Blinky.

Pendant que Brendan commençait à l'examiner, Lina alla chercher une couverture qu'elle étendit sur le vieux monsieur.

— Je n'ai rien de cassé, aidez-moi seulement à regagner mon fauteuil.

— C'est là que vous dormez ? demanda-t-elle.

— Oui. C'est plus facile que de monter dans mon lit et d'en descendre.

— Est-ce que quelqu'un vient vous aider de temps en temps ?

— Ma fille Sandra vient au moins deux fois par semaine m'apporter des provisions et ranger la maison. Elle s'occupe de mon linge aussi, mais pour elle, c'est compliqué parce qu'elle est atteinte de sclérose en plaques.

— Vous n'avez pas d'aide à domicile ?

— Non, et je n'en ai pas besoin ! répliqua vivement Bill. Je ne veux pas d'étrangers chez moi. Aidez-moi seulement à regagner mon fauteuil, je me débrouille très bien tout seul.

Il était pourtant clair que ce n'était pas vrai.

— D'accord, approuva cependant Lina. Nous allons juste vérifier votre cœur avant de vous déplacer.

Mais Bill n'était pas d'accord.

— Non, pas question de ça. Je veux mon fauteuil et une tasse de thé.

Hélas, une tasse de thé, même bien chaud, ne suffirait pas à arranger la situation.

— Bill, il faut que nous vous hospitalisions parce que votre cœur ne va pas très bien.

— Donnez-moi mes médicaments pour la tension, et tout s'arrangera, assura Bill.

La bataille avec ce vieux monsieur si fier et attaché à son autonomie était délicate.

— Bill, il s'agit juste de vous faire un check-up.

— Non. Donnez-moi mes cachets et des graines à Blinky. Après ça, tout ira bien.

Lina découvrit que Blinky était une perruche qui piaulait dans sa cage recouverte d'un drap.

En suivant les indications données par Bill, elle trouva le sachet de graines dans un placard de la petite cuisine.

Un instant, elle demeura immobile, les yeux clos.

— Lina, ça va ? demanda Brendan qui l'avait rejointe pour préparer la tasse de thé que demandait le vieux monsieur.

« Oui, tout va bien », allait-elle répondre.

Après tout, il suffisait de faire comme Bill. Continuer comme si tout était normal alors que le monde s'écroulait autour d'elle.

Mais elle était fatiguée de faire semblant, de jouer les dures alors qu'elle était sans cesse au bord des larmes.

— Euh… Non. En fait, je ne suis pas très en forme. À cause de ce bonhomme du jazz, Garth Hughes.

— Oh ! ma pauvre ! Le triste sire de l'hôpital général ? Tu as vraiment le chic pour choisir tes amoureux… Enfin, c'est ton histoire. On en parle un peu plus tard, d'accord ?

— Oui, Brendan. Merci.

Ils sortirent ensemble de la cuisine pour s'occuper de Bill.

Cette fois, elle s'adressa à celui-ci d'un ton ferme.

— Bill, votre tension est encore beaucoup trop élevée malgré vos cachets. Si vous n'aviez pas pu arriver à votre téléphone, vous auriez probablement eu une congestion cérébrale.

— Mais non !

— Quand est-ce que Sandra vient vous voir ?

— Lundi prochain.

— Eh bien, lundi prochain, Sandra vous aurait trouvé allongé par terre en sale état !

— Mais Blinky…

— Nous allons nous en occuper. Le médecin de garde va modifier votre médication, et l'hôpital vous trouvera une aide à domicile pour la suite, mais nous ne pouvons pas vous laisser tout seul ce soir.

Bill ne protestait plus.

— Est-ce que nous remettons le drap sur la cage de Blinky ? demanda Lina.

— Non, estima Brendan, promu tout à coup spécialiste en oisellerie. Si Sandra ne vient que lundi prochain, ce serait trop dur pour elle de rester tout le temps dans le noir.

— Si nous lui mettions la radio ? proposa Lina.

— Bonne idée, approuva Bill.

Seigneur, pensa-t-elle, leur métier prenait parfois des allures bizarres.

C'était au tour de Brendan de conduire l'ambulance dans laquelle ils avaient installé Bill.

Une fois en route vers l'hôpital, Lina commença une fois de plus à se sentir comme le voleur qui essaye d'échapper au gendarme. Jusqu'à présent, toutefois, elle avait toujours réussi à ne pas rencontrer Garth.

— Qui nous amènes-tu cette fois ? lui demanda May en l'accueillant au service des urgences.

— William Carter, répondit Lina.

— Bill ! corrigea aussitôt le vieux monsieur.

— Je pourrai te dire un mot avant que tu repartes ? demanda May à Lina. Je t'ai préparé la lettre de recommandation que tu m'avais demandée.

— Merci beaucoup. Je pars demain matin, et mon entretien aura lieu le jour suivant.

— Tu prends le train ?

— Dès que j'ai terminé mon service.

Tout en parlant, Lina aperçut Garth dans le bureau des infirmières. Comme il regardait dans sa direction, elle se hâta de détourner les yeux.

— Merci, May. Il faut que je parte !

Pour une fois, elle laissa entièrement à Brendan le soin de remettre l'ambulance en état de recevoir un nouveau patient. Assise, silencieuse, elle se demandait ce qu'elle devait faire.

— Je t'assure qu'il te regardait, assura Brendan en parlant de Garth.

— Oui, je sais.

— Dis-moi ce qu'il s'est passé entre vous. J'ai besoin de savoir pour comprendre avant que tu partes en vacances.

En vacances ? Ou plutôt visiter des maisons et passer un entretien pour un travail dont elle n'était même pas sûre d'avoir envie ?

— C'était juste une passade…

En tout cas, c'était ce dont elle s'efforçait de se persuader, mais cette fois, ses yeux s'emplirent de larmes brûlantes.

— Mais, comment te dire ? Il m'a semblé que c'était plus que ça.

Un simple week-end, est-ce que ça pouvait suffire à faire entrevoir un amour de toute une vie ?

— Lina, je ne t'ai jamais vue en train de pleurer comme ça !

— Il est veuf.

— Il n'a pas encore fait le deuil de sa femme ?

— Je ne sais pas. Il ne m'en a pas encore parlé.

— Mais alors, comment le sais-tu ?

Elle regarda Brendan droit dans les yeux.

— Promets-moi de n'en parler à personne.

— Oui, sauf à Alison.

Cette réponse fit redoubler les larmes de Lina et augmenta encore la confiance qu'elle avait en son ami. Elle lui raconta alors comment elle avait eu l'occasion de s'occuper de la femme de Garth après l'accident qui lui avait coûté la vie.

— Il y a longtemps que tu t'en es rendu compte ?

— Son visage me paraissait familier, mais je n'arrivais pas à me souvenir dans quelle circonstance je l'avais déjà vu.

Bien sûr, elle ne lui avoua pas que la mémoire lui était revenue juste après avoir fait l'amour avec Garth.

— Maintenant, j'ai retrouvé tous les détails de cette horrible soirée. Tu penses que je dois lui en parler ? Si tu étais à sa place, tu aimerais que je t'en parle ?

— Je ne sais pas. Si c'était juste une passade, probablement pas. Mais si c'est sérieux… Franchement, Lina, je ne sais pas.

— Je pense qu'il s'apprêtait à me mettre au courant, mais c'est difficile pour lui.

— Alors tu ne peux pas éviter cette conversation, aussi douloureuse soit-elle.

— Mais si je lui fais de la peine ?

— À voir le regard qu'il t'a jeté tout à l'heure, tu as déjà commencé.

Il lui tendit un mouchoir pour qu'elle s'essuie les yeux.

— Merci de m'avoir écoutée, Brendan.

— Parle-lui, Lina. Il a compris que tu fais tout pour l'éviter.

Tous deux sursautèrent en reconnaissant la voix de Garth dans leur dos.

— Tu vas m'expliquer pourquoi tu me fuis, Lina ? demandait Garth.

Lina se figea sur place.

Brendan préféra s'éclipser pour les laisser en tête à tête.

— Je vais me chercher un café. Tu en veux un, Lina ?

— Non, merci.

Brendan parti, Garth s'installa à sa place dans l'ambulance.

— Lina, est-ce que tu trouves que nous sommes allés trop vite ?

— Si seulement c'était aussi simple que ça…

— Tu m'as trouvé nul au lit ?

Cette question amena un sourire sur les lèvres de Lina.

— Tu sais bien que non.

— Alors entre le moment où nous avons fait l'amour et

celui où tu t'es réveillée, il s'est passé quelque chose. Depuis, tu n'es plus la même.

Lina ne savait que répondre malgré les nuits qu'elle avait passées à préparer ce moment.

— À un moment donné, nous étions divinement bien tous les deux. Je ne m'étais pas senti aussi bien depuis… Lina, je n'ai pas été complètement honnête avec toi, reprit Garth. J'ai été marié.

Incapable de le regarder, Lina baissa les yeux sur ses chaussures. En voyant son visage blême, il imagina qu'elle envisageait le pire : qu'il était au milieu d'un divorce abominable, ou qu'il était père d'une dizaine d'enfants, ou…

— Lina, je suis veuf. J'allais te le dire, mais je voulais d'abord avoir installé mon appartement avant de t'en parler. Il n'y a aucune logique là-dedans, mais c'est la vérité.

— Je comprends, murmura Lina.

— C'est un sujet que j'ai du mal à aborder. J'avais peur aussi que cela ne ternisse le bonheur que nous étions en train de découvrir.

Comment se présenter d'emblée comme un veuf qui a perdu l'amour de sa vie ? Et puis, en repensant aux montagnes de cartons qui jonchaient alors le sol de son appartement, l'explication qu'il avançait n'était pas si incongrue. Ça avait été compliqué pour lui, au fur et à mesure qu'il les ouvrait, de se débarrasser des débris de son ancienne vie.

— Pourtant, j'ai beau réfléchir, je n'arrive pas à comprendre ce qui nous a fait dérailler. Maintenant, je sais que tu n'aimes pas le jazz et que ma première invitation n'a pas été un succès, mais ensuite, nous nous sommes tellement bien entendus !

— Le problème n'est pas là, murmura Lina en ravalant ses larmes. Ce n'est pas ta faute. Tu n'y es pour rien.

— Alors c'est la tienne ? Non, c'est impossible.

— Disons que c'est notre faute à tous les deux.

— Je ne comprends pas.

— Je me suis souvenue de quelque chose, avoua-t-elle d'une voix étranglée. Quand je t'ai vu, Garth, assoupi sur une chaise dans la salle du personnel…

Sourcils froncés, il chercha où Lina voulait en venir avec cette évocation si anodine. Pourtant, elle avait l'air de penser que c'était là le nœud de leur problème.

— J'ai eu l'impression de t'avoir déjà aperçu quelque part, mais j'ai mis cela sur le compte d'une rencontre hâtive sur notre lieu de travail. Et puis, en te regardant dormir, je me suis rappelé…

Elle prit une profonde inspiration.

— Garth, j'étais de service la nuit de ton accident.

— Pardon ?

Pendant une seconde, il espéra qu'il avait mal compris, mais la pâleur qui envahit le visage de Lina eut tôt fait de le détromper. Il eut l'impression de recevoir un grand coup sur la tête et de replonger dans l'enfer dont il avait eu tant de mal à sortir.

— Tu as vu…, souffla-t-il d'une voix brisée. Je suis resté inconscient tout le temps, je ne me souviens de rien. Est-ce que tu t'es occupé de moi ?

Lina secoua la tête avant de poursuivre.

— Non. Je me suis occupée de Carrie. J'intervenais avec mon équipe, mais c'est moi qui suis restée auprès d'elle.

— Tu lui as parlé ?

— Oui.

— Je sais qu'elle est restée consciente jusqu'à la fin. Qu'est-ce qu'elle t'a dit ?

— Elle m'a parlé de toi, de son enfance…

Lina leva les yeux vers Garth, mais il ne releva pas son visage, et elle retint son souffle.

Comment continuer ?

Pourtant, il fallait le faire. Tout ce qu'elle avait appris sur

Garth n'était pas dû à une indiscrétion mais aux hasards de son métier.

— Je ne savais pas comment t'en parler, ni même si je devais le faire.

— Qu'est-ce qu'elle t'a dit ?

— Des choses importantes, comme votre voyage de noces aux Maldives, et des petites choses du quotidien, par exemple que tu n'aimes pas le café…

À bout de courage, elle s'interrompit.

— Garth, je suis tellement désolée, souffla-t-elle au bout d'un moment.

— Tu n'y es pour rien, Lina.

C'était on ne peut plus vrai, mais à ses oreilles, cette réponse était un simple réflexe de politesse, pas un élan venu du cœur. Tous deux étaient au paroxysme de l'embarras.

Lorsque enfin Garth leva son regard vers elle, elle y lut un immense désespoir.

Savait-il que Carrie était enceinte ? Il l'avait probablement appris en lisant le rapport de l'officier civil. C'était là encore quelque chose d'intime qu'elle n'était pas censée savoir.

Pourtant, elle poursuivit bravement.

— Je ne savais pas si je devais te le dire ou me taire. Je craignais de te faire souffrir en évoquant votre accident.

Garth était blême. Le fait qu'ils évoquent la mort de sa femme dans une ambulance glacée devait lui rappeler encore plus cruellement son deuil.

Elle essaya de se protéger en faisant appel au rôle que son métier l'avait amenée à tenir.

— Si tu veux me poser des questions au sujet de Carrie ou de l'accident…

— Plus tard sans doute. C'est juste que pour le moment…

— Tu es sous le choc ?

— Oui. J'ai imaginé mille choses à l'origine de notre rupture, mais celle-ci ne m'a jamais effleuré.

Ils étaient là, tous deux, submergés par le passé de Garth qui venait de s'installer entre eux, incapables de gérer le malaise.

— Il faut que je retourne dans le service, déclara enfin Garth. May va se demander où je suis passé.

Voilà qui ressemblait à une remarque tout à fait ordinaire. Pourtant, il était livide, et lorsque leurs regards se croisèrent enfin, elle comprit que les rôles s'étaient inversés et que désormais ce serait Garth qui l'éviterait.

— Garth ?

Elle l'appela au moment où il lui tourna le dos.

— J'ai toujours eu l'intention de te le dire.

— Mais tu ne l'as pas fait.

Ces quelques mots furent les plus durs qu'elle ait jamais entendus. Elle les sentait chargés d'accusations informulées mais qu'elle traduisait à sa façon :

« Tu aurais pu m'en parler au cours de notre week-end, ou m'appeler au téléphone, ou au travail pendant une pause… »

Ces reproches implicites lui nouaient la gorge, l'empêchaient de respirer librement.

Garth était en colère.

Pas contre Lina… Et pourtant si, contre Lina.

Il ne voulait pas que qui que ce soit l'ait vu, blessé, en sang, impuissant, tandis que la femme qu'il aimait gisait mourante à côté de lui. Cela ne regardait que lui. Lui seul. À présent, il se sentait plonger dans un puits sans fond.

Il rejoignit May qui essayait en vain depuis six mois de percer son secret.

Devant son visage décomposé, elle dut comprendre qu'il se trouvait dans un état de souffrance extrême. Et lorsqu'elle le vit se laisser tomber sur une chaise dans la salle du personnel, elle ne lui posa aucune question.

Il demeura un long moment muet, paralysé de douleur. Son monde venait de s'écrouler. Une fois de plus. Exactement comme le jour où il avait repris conscience à l'hôpital pour trouver assis à son chevet son père avec lequel il ne s'entendait pas.

Le lendemain matin, tandis qu'il revenait péniblement à la

conscience, son père était toujours là. Alors, il avait compris que Carrie était morte. Les mots avaient été inutiles.

May lui apporta une tasse de thé.

Tout était devenu compliqué, maintenant. Même cette tasse de thé lui rappelait le matin où il avait senti que la Lina avec laquelle il s'était mis au lit la veille n'était pas la même que celle avec laquelle il s'était éveillé le matin.

Finalement, il partit s'installer dans son bureau, espérant qu'aucun cas sérieux ne se présenterait avant la fin de sa garde, et ce fut avec un immense soulagement qu'il vit son collègue Richard arriver pour prendre la relève.

May s'approcha pour lui déconseiller, vu son état, de rentrer chez lui en voiture et lui proposer de le reconduire chez lui.

— Non, merci, May. Je vais rentrer à pied.

— Pas tout de suite. Attendez encore un peu.

Il obéit. May avait raison, il ne tenait pas debout.

11.

La nuit se traîna, interminable. Garth ne décrocha pas son téléphone, et Lina découvrit que ce silence la torturait.

Tout en préparant son sac pour partir en vacances, elle ne pensait qu'à cela.

Elle aurait voulu revenir en arrière. Si elle avait choisi un meilleur moment pour parler à Garth, si elle lui avait parlé plus gentiment, ou plus tôt…

Peut-être appellerait-il ?

Mais si jamais il l'appelait, ce serait pire encore.

Un peu plus tard, alors qu'elle attendait son train à Euston Station, son téléphone sonna.

Elle se hâta de consulter son écran.

> Merci de m'avoir parlé, Lina. Pardonne-moi si j'ai mal réagi. Je sais que cela a dû être difficile.

Elle répondit aussitôt.

> En effet, mais encore plus difficile pour toi. J'aurais dû t'en parler plus tôt au travail. Pose-moi des questions si tu le souhaites.

Garth ne répondit pas tout de suite. Puis, elle lut :

> Je pense que ce serait trop douloureux pour toi et pour moi.

Et ce fut tout.

Elle avait prévu de dormir dans le train, mais elle ne réussit pas à fermer l'œil malgré sa fatigue. Tandis que le paysage se déroulait devant ses yeux las, elle ne cessait de souhaiter que Garth soit assis à côté d'elle.

Elle pourrait l'enlacer, lui parler tendrement, faire en sorte qu'il souffre moins…

Lorsque les ponts sur la rivière Tyne apparurent, elle sentit une sorte de réconfort l'envahir malgré sa détresse. Elle se dirigea vers un café qu'elle connaissait bien.

Elle se sentait chez elle.

Enfin, presque. Aujourd'hui, tout lui donnait envie de pleurer.

En arrivant dans son petit hôtel, elle prit soin de baigner d'eau froide ses yeux gonflés dans l'espoir d'être présentable pour son entretien prévu le jour suivant.

Elle se sentait déchirée. La décision qu'elle allait prendre était énorme. Rester ou partir ? Pareille question méritait toute son attention, alors qu'elle n'arrivait pas à réfléchir clairement tant un avenir sans Garth lui paraissait impossible.

Restait à espérer qu'elle serait plus lucide le lendemain.

Elle mangea le sandwich qu'elle avait acheté dans le train puis s'efforça de trouver le sommeil.

Hélas, Garth ne quittait pas son esprit. Elle sursautait chaque fois qu'elle entendait un *bip* de son téléphone, mais ce n'était jamais rien d'autre que les nouvelles du jour, et pas celles qu'elle attendait si désespérément.

Lorsque enfin elle s'endormit, ce fut avec le visage bouleversé de Garth devant ses yeux et l'abominable culpabilité d'en avoir été la cause.

À son réveil, c'était la même chose.

Il fallait pourtant qu'elle se rende à son entretien.

Elle s'appliqua à afficher un air combatif, ce qui était le premier des prérequis dans son travail. Et si elle se sentait en train de brûler sur des charbons ardents, personne ne s'en douterait.

Chagrin d'amour.

Le diagnostic paraissait clair. Sauf que cette fois, il s'agissait vraiment d'amour, et dans ces eaux-là, elle n'avait jamais navigué.

Un instant, l'idée d'arriver en retard pour saboter ses chances d'être recrutée lui traversa l'esprit, mais elle n'en eut pas le courage. Elle arriva même avec un quart d'heure d'avance au rendez-vous.

Le jury l'accueillit avec beaucoup de bienveillance.

— Vous êtes née ici ?

— Oui, et je suis venue y passer toutes mes vacances. C'est ici que se trouvent mes racines, assura-t-elle d'une voix posée.

Alors, pourquoi son esprit continuait-il à lui rappeler les petits matins de Londres, lorsqu'elle plaisantait avec Brendan, et même avec Peter le Parfait ? L'hôpital général où elle se sentait chez elle, où tout le monde l'appelait par son prénom ? La ville même de Londres, même si elle n'avait pas les moyens d'y résider, lui paraissait être son lieu naturel.

Pourtant, l'entretien se passa fort bien. Et la visite des appartements et de la maison, encore mieux. Le loyer était à sa portée. Elle disposait de deux chambres, d'une cuisine refaite à neuf et d'un petit jardin.

Oui, tout s'était presque trop bien passé.

Elle prit le train qui l'amenait de Newcastle aux British Borders un jour plus tard que prévu afin de redécouvrir la ville. Elle avait compris qu'il n'était plus possible de repousser son choix.

Les Borders révélèrent un charme gothique qui convenait parfaitement à son humeur. Elle adora cet environnement et s'installa dans le bed and breakfast qu'elle avait réservé en s'efforçant de profiter au maximum de ce dépaysement.

Dans le fond, elle n'avait passé qu'un week-end avec Garth, et pour autant qu'elle sache, leur relation était terminée. Autrement dit, il n'y avait aucune raison qu'elle tienne compte de lui en faisant son choix.

Sauf que.

Ce week-end avec lui, malgré son début maladroit, avait été le plus merveilleux de toute sa vie.

Comment Garth pouvait-il autant lui manquer alors qu'il avait à peine commencé à entrer dans sa vie ? Il en faisait pourtant partie totalement. Elle aurait aimé avoir de ses nouvelles, lui présenter des excuses pour sa maladresse, mais son téléphone demeurait obstinément silencieux.

Aussi, pour se distraire, comme elle était toujours à la recherche de vieilles petites ambulances pour sa collection, elle pénétra dans un magasin d'antiquités où régnait une légère odeur de moisi.

— Désolé, mademoiselle, je n'en ai pas, dit l'antiquaire.

Elle soupira, un peu déçue.

Le marchand transportait une brassée de disques qu'il s'apprêtait à mettre en vitrine. Une fois qu'il les eut déposés, elle commença à les regarder.

Il y avait là une collection entière de musique de jazz.

Un monde qu'elle ne connaissait pas du tout.

Voyant l'intérêt qu'elle leur portait, le marchand se permit de lui donner un conseil.

— À votre place, je les achèterais. Ils vont disparaître en un clin d'œil !

— Vous croyez ?

— J'en suis certain. Il y a beaucoup d'amateurs pour le jazz de cette époque.

Les vinyles étaient en parfait état. Voyons… Garth l'avait invitée à dîner, pourquoi ne pas terminer leur relation autrement que sur une note triste ?

— C'est pour faire un cadeau ? demanda le vendeur.

— Oui, mais c'est pour un homme qui aime le jazz contemporain. Je ne sais pas si cela va lui plaire.

— Lui plaire ? Croyez-moi, il va adorer !

Ou bien le vendeur était particulièrement doué, ou bien elle tenait là le cadeau rêvé.

Mais puisqu'ils avaient rompu, était-ce vraiment le moment de faire un cadeau à Garth ?

Pourtant…

Elle le lui enverrait par la poste avec un petit mot. Un tout petit mot, juste pour lui dire que ces vinyles lui avaient fait penser à lui et qu'elle espérait qu'il se remettait de la souffrance qu'elle lui avait causée.

Cela fait, elle pourrait avancer dans sa vie. Enfin.

En guise de paquet cadeau, elle se retrouva avec une vieille pochette en papier brun qu'elle rangea soigneusement dans son sac à dos avant d'aller boire un café dans le petit établissement voisin.

Ce genre de plaisir la mettait toujours de bonne humeur, mais cette fois le remède ne fonctionna pas. Même pas accompagné d'un éclair au chocolat.

Rien ne pouvait venir à son secours.

Une fois de retour dans sa chambre, elle se jeta sur son lit, en larmes.

Pourquoi Garth ne l'appelait-il pas ? Si c'était ça, l'amour, elle n'en voulait pas. Cela faisait trop souffrir.

Elle passa une nouvelle nuit à pleurer. Sans Gretel à côté d'elle, c'était encore plus cruel de se retrouver seule.

Le matin, quand elle tira les rideaux, le temps était brumeux et sombre. La tentation qu'elle éprouva de les refermer et de retourner au lit lui était inconnue. Même sans être le genre de personne qui saute du lit débordant d'énergie, jamais elle n'avait envisagé de passer une journée sous la couette.

Alors elle fit l'effort de s'habiller, se prépara des œufs durs dans la minicuisine, un sandwich et une grande thermos de café. Elle fourra tout cela dans son sac à dos et sortit.

Le trajet qu'elle fit dans le bus qui la conduisait à St Abbs, le début de sa randonnée, se passa dans un genre de brouillard, mais une fois arrivée devant le port, elle se félicita d'avoir eu le courage de venir.

Le ciel était toujours gris, mais la mer avait pris une teinte d'un bleu profond, un peu comme si elle était en colère. Les bateaux de pêche dansaient sur l'eau, leurs casiers à homards empilés sur les côtés.

Heureuse de se trouver là, elle attaqua le chemin côtier d'un pas vif.

Elle en avait fini avec les hommes.

Vraiment ?

Garth Hughes ne pouvait pas être ajouté à sa liste d'erreurs en matière sentimentale. Il était un cas à part.

Heureusement, marcher dans la nature allait lui permettre de surmonter son stress. Le salut d'un pêcheur depuis sa barque, le jappement d'un chien dans la lande, le vent qui lui giflait le visage, voilà ce qui l'aiderait à retrouver son calme.

Faire attention aux endroits où elle posait les pieds, s'arrêter de temps en temps pour jouir d'un panorama splendide, c'était cela qui lui permettait d'habitude de régler les problèmes qu'elle avait amenés avec elle. Mais cette fois, le plus gros d'entre eux, celui qui s'appelait Garth Hughes, pesait obstinément, ancré dans un repli de sa mémoire.

Plus tard, assise dans une touffe de bruyère encore humide du matin, elle arriva à une conclusion inéluctable : il lui fallait prendre une décision. Pas au sujet de Garth, le sujet était encore trop douloureux, mais à propos de son départ de Londres. Voulait-elle prendre un nouveau départ en s'installant à Newcastle ?

Méthodiquement, elle évalua les points positifs.

Une petite maison toute à elle au lieu d'une colocation.

Un bout de jardin.

Un environnement propice aux grandes marches, facilement accessible par bus ou par train.

Un coup de pouce à l'avancement de sa carrière.

Elle avait quelques tantes et cousins dans la région. De plus, la difficulté de son métier générait des liens forts entre ceux qui le pratiquaient. Donc, sa vie sociale n'aurait pas à souffrir de son changement.

Mais il y avait aussi des points négatifs.

Quand pourrait-elle s'occuper de Michael, son petit filleul ?

Elle s'éloignerait d'Alison, de Brendan. Et même de Shona qui avait tant de bons côtés malgré tout. De sa mère, de ses frères… Et de May, qui était bien plus qu'une collègue, une véritable amie au courant de ses tribulations tant sentimentales que géographiques.

Et enfin de Londres, cette ville magnifique où elle se sentait si bien les petits matins quand arrivait « l'heure bleue », juste avant l'aurore. Les cafés qu'elle adorait, le restaurant proche de l'hôpital où l'on savait si bien lui servir ce qui la réconfortait.

Bien sûr, si elle restait à Londres, elle serait obligée peu ou prou de rencontrer Garth. Mais même si cela devait s'avérer extrêmement difficile, était-ce une raison suffisante pour quitter tant de choses qu'elle aimait ?

Tout en mâchonnant un brin de bruyère, elle comprit qu'elle n'avait pas hérité de son père le goût de partir sans se retourner. Et que même si elle n'avait pas les moyens d'y vivre, elle adorait Londres.

Et tant pis si cela impliquait qu'elle devrait affronter Marcus, le copain de Shona, chaque fois qu'elle irait se faire cuire un œuf dans la cuisine exiguë, en attendant d'avoir économisé assez d'argent pour quitter leur colocation.

Bon, voilà au moins une décision de prise, pensa-t-elle en se relevant, avant de commencer à descendre avec beaucoup de précautions le sentier en pente raide qui longeait la falaise abrupte en bord de mer.

Seigneur, si jamais elle tombait là au fond, ou si elle devait secourir quelqu'un qui y aurait glissé…

À cette idée, son cœur s'était mis à battre plus vite. Mais lorsqu'elle jeta un coup d'œil sur la plage en contrebas, il battit encore plus vite, et ses jambes faillirent ployer sous elle.

Garth était là, debout sur le sable, visiblement en train de l'attendre.

Non, c'était impossible, elle avait des visions !

Pourtant, elle voyait clairement un homme brun aux cheveux ondulés qui la regardait descendre le sentier.

Bien sûr, ce ne pouvait pas être Garth puisqu'il travaillait cette fin de semaine. Et heureusement, car elle était en tenue de randonneuse, aussi décoiffée et mal attifée que possible avec son pantalon kaki, ses chaussures à crampons et son imperméable informe. Pas terrible pour une photo Instagram !

Et pourtant si, c'était bien Garth. Il s'avançait vers elle, maintenant, l'air calme et souriant.

— J'ai pensé que je te trouverais par ici, déclara-t-il devant son visage stupéfait. À vrai dire, je suis déjà venu hier.

— J'ai pris un jour de retard sur mon emploi du temps. Qu'est-ce que tu es venu faire ici ?

— T'attendre, évidemment !

Elle mourait d'envie de se jeter dans ses bras, mais elle se retint. Garth était sûrement venu lui poser des questions au sujet de Carrie.

Son intuition fut rapidement confirmée.

— J'ai plusieurs choses à te demander, si cela ne t'ennuie pas. C'était gênant de faire ça par mail ou par texto.

— Alors, tu as préféré venir galérer sur mes traces ? demanda Lina en riant.

— Oui.

— Je suis incapable de parler et de marcher en même temps, le prévint-elle.

Ils quittèrent la plage et commencèrent à gravir une éminence où ils pourraient s'asseoir pour parler tranquillement.

Ils avançaient en silence. La brise leur fouettait le visage, les mouettes plongeaient dans la mer en criant. Tous deux jouissaient du calme apaisant de la nature.

— C'est donc comme ça que tu passes tes vacances ? demanda Garth.

— Oui. Enfin, la plupart du temps. Je venais ici quand j'étais petite, et j'y ai plein de bons souvenirs.

— Avec ton père ?

— Oui.

— Il te manque, j'imagine.

— Non, pas en ce moment.

Elle aurait aimé ajouter que c'était lui qui lui manquait.

Ils s'assirent sur l'un des bancs installés pour permettre aux promeneurs de profiter de la vue, et elle déballa les sandwichs qu'elle avait prévus pour le pique-nique. Bien entendu, Garth refusa de prendre le café de la thermos et s'en tint à l'eau de la gourde.

— Comment s'est passé ton entretien ?

Elle tourna vers lui un visage stupéfait.

— Comment sais-tu que j'ai passé un entretien ?

— J'ai entendu May te dire qu'elle avait préparé tes références. Alors, c'était bien ?

— Oui, très bien. Trop bien. Je ne savais pas comment t'en parler. Tu comprends, je ne pouvais pas renoncer à mes projets parce que nous avions passé une nuit ensemble !

— Pourquoi pas ? Mais si jamais tu décides de rester à Londres, dis à Shona que tu es d'accord pour que Marcus devienne votre colocataire, et n'oublie pas d'ajouter que moi aussi, je viens m'installer chez vous !

Ils éclatèrent de rire tous les deux en imaginant la réaction de Shona.

— Ma décision est prise, déclara-t-elle. Je reste à Londres, mais je vais chercher un appartement moins cher, si possible avec un petit balcon pour Gretel.

— Elle va bien ?

— Oui. Shona s'occupe d'elle quand je pars en vacances.

Elle tourna un visage embarrassé vers Garth.

— Il paraît que tu détestes les chats…

— Ce n'est pas vrai, je ne déteste pas les chats. C'est ce que j'avais dit à Carrie parce que ses parents avaient un horrible matou, Suky, si laid que j'ai presque eu peur en le découvrant. Pour justifier ma réaction, j'ai dit à Carrie que je n'aimais pas les chats.

En entendant Garth évoquer Carrie, Lina sentit sa gorge se serrer.

Puis, bien qu'il ait prononcé le prénom de son épouse décédée, elle constata que la Terre continuait de tourner et que Garth lui avait raconté un peu de son histoire.

Dans le fond, ce n'était pas si terrible.

— Tu sais, j'avais l'intention de te parler de Carrie. Mais quand je suis rentré, tu avais préparé ce pique-nique fabuleux, et le moment m'a paru mal choisi.

— Je comprends maintenant pourquoi tu n'avais pas mangé de *Christmas pudding* depuis si longtemps.

Garth haussa les épaules.

— Ma blessure à la tête m'a éloigné du travail pendant six mois. Quand j'ai repris, j'ai demandé à assurer les gardes de toutes les fêtes de Noël et du jour de l'An. J'avais aussi pris l'habitude de ne m'installer nulle part. J'assurais des remplacements, six mois dans un hôpital, deux mois dans un autre… Cela me permettait de ne rien raconter à personne. Parfois, on m'a fait une réputation de dragueur, ce qui n'était pas toujours faux, avoua-t-il, mais en venant à Londres, j'ai décidé de m'y fixer et de commencer une nouvelle vie. Donc, pour commencer, j'ai acheté un appartement. Mais je suis dépassé par tout ce que j'ai à déballer et à ranger.

— C'est ce qui permet de se créer des racines sans rejeter le passé. J'ai encore chez ma mère un carton de souvenirs, que j'ouvrirai dès que je serai chez moi.

— Par exemple, reprit Garth, je ne sais pas quoi faire de la photo de mon mariage avec Carrie. Est-ce que je dois la sortir ou pas ?

— Bien sûr, tu dois la sortir !

— Mais ça soulève un tas de questions.

Évidemment, c'était le genre d'objet qui ne facilitait pas une liaison ou une aventure d'une nuit, pensa Lina à part elle.

Ils gardèrent le silence un moment, puis Garth reprit la parole.

— Il y a un point qui me laissait perplexe : je n'ai toujours pas compris pourquoi tu es partie sans me donner un mot d'explication.

— C'est à cause de ton silence à propos de Carrie. J'ai pensé que tu voulais garder ton passé pour toi et en rester à une aventure légère avec moi. Je ne suis pas le genre de femme à accepter cela.

— Qu'est-ce qui t'a fait penser une chose pareille ?

— Carrie m'avait dit que tu avais une mauvaise relation avec ton père. Pourtant, tu m'as dit que vous vous entendiez bien. J'ai pensé que tu me mentais.

— C'est vrai que mon père et moi avons passé des années sans presque nous parler. Tu comprends, ma mère est morte quand j'étais très jeune, et mon père n'était vraiment pas fait pour élever seul un enfant, donc il m'a mis en pension. Grandir n'a pas été facile pour moi.

— Il a changé depuis ?

— Oui, énormément. À la mort de Carrie, il m'a beaucoup soutenu, et depuis, nous nous voyons régulièrement.

— Il vit au pays de Galles ? C'est pour cette raison que tu rapportes des gâteaux de là-bas ?

— Non, il est installé tout près de Londres. C'est la mère de Carrie qui habite au pays de Galles. Je vais la voir une ou deux fois par an. Son mari est mort deux mois après l'accident. Je pense que Gwen ne se remettra jamais de la perte des deux êtres qu'elle aimait le plus au monde.

— Tu dois lui apporter beaucoup de réconfort.

— Sans doute, mais ces visites me démolissent, parce qu'elles me replongent dans un passé définitivement révolu. Elle évoque mon mariage avec sa fille, les petits-enfants qui n'auront jamais vu le jour…

Lina sentit sa gorge se serrer.

— Carrie était enceinte, poursuivit Garth. Je n'étais pas censé être au courant, mais j'avais vu le résultat du test et la bouteille de champagne dans le réfrigérateur.

Il regarda Lina.

— Elle t'en avait parlé ?

— Oui, déclara Lina en fondant en larmes.

C'était des larmes de tristesse à la pensée de la souffrance qu'il avait dû éprouver, mais aussi de soulagement à l'idée qu'il savait tout sans qu'elle ait besoin de le lui dire elle-même.

— Lina, j'aimerais te poser une question, si tu veux bien y répondre. Est-ce que Carrie était angoissée ? J'ai toujours eu peur qu'elle soit morte seule et terrorisée.

— Non, rassure-toi. Enfin, au début, elle avait peur que tu sois mort, mais ensuite elle a vu que tu bougeais la main, et je lui ai dit que tu entendais certainement ce qu'elle disait.

Lina accorda un moment à Garth pour qu'il s'imprègne bien de ses paroles.

— Ensuite, quand elle m'a dit qu'elle s'inquiétait pour le bébé, je lui ai répondu que pour l'instant, nous nous occupions d'elle et que nous nous consacrerions au bébé plus tard.

— Elle n'avait pas peur de mourir ?

— Je crois qu'elle n'a pas eu conscience de ce qu'il lui arrivait. Elle m'a assuré qu'elle ne souffrait pas, et nous avons parlé jusqu'à la fin.

Lina hocha la tête.

— Donc, tu vois, elle n'était pas seule, et elle n'avait pas peur.

Ils demeurèrent encore assis un long moment, chacun revivant de son côté la nuit qui s'était déroulée six ans plus tôt.

— C'est par égoïsme et par fierté mal placée que je ne t'ai pas parlé plus tôt de l'accident, avoua Garth. Je ne supportais pas l'idée que tu m'aies vu dans un état aussi lamentable.

— Tu sais, pour être honnête, je n'ai guère fait attention à toi car tu étais pris en charge par une autre équipe.

Ils échangèrent un sourire triste.

— Tu as d'autres questions à me poser ?

Que se passerait-il si Garth estimait qu'elle n'avait pas fait tout son possible pour sauver Carrie ? Ce serait quelque chose qu'ils ne pourraient jamais surmonter.

— Non. Je te suis reconnaissant de l'avoir accompagnée.

À nouveau, ils se turent pour écouter le vent et les cris perçants des mouettes.

Elle s'attendait à ce que Garth la remercie de lui permettre enfin de laisser ses souvenirs en paix et qu'il tire ainsi un trait final sur ce qu'avait été leur relation. Mais il ne se leva pas pour partir comme elle s'y était préparée. Au contraire, une fois debout, il lui sourit et lui tendit la main pour l'aider à se lever.

— On y va ? Il va bientôt faire nuit.

Il était toujours là.

12.

L'ambiance fut plus légère entre eux sur le chemin du retour. Lina se sentait immensément soulagée et marchait d'un pas allègre.

— J'aimerais bien boire quelque chose, suggéra Garth.

— Et moi, je mangerais volontiers une glace.

— Mais il fait froid !

— Tant mieux. Comme ça, elle ne fondra pas.

Ils s'installèrent à la terrasse d'un café où chacun d'eux trouva ce qu'il souhaitait, ils profitèrent encore un moment du pâle soleil d'hiver.

— Où es-tu logé ?

— Ici, répondit Garth en désignant le bed and breakfast où Lina avait prévu de passer la nuit.

— Ah… Moi aussi.

— Je sais. Tu m'en avais parlé en me disant que tu avais décidé de courir le risque de t'y arrêter.

Au moins, il était honnête ! Maintenant, il n'y avait plus de malaise entre eux, plus de secret, mais ils étaient revenus à la case départ.

— Lina, si c'est trop difficile pour toi, je peux rentrer à Londres dès ce soir. Je sais combien tu as attendu ces vacances, je ne veux pas te les gâcher.

— Non, ce n'est pas trop difficile, ne rentre pas.

Elle soupira en frissonnant.

— Je commence à avoir froid. Je vais gagner ma chambre et prendre une bonne douche chaude pour me réchauffer.

Une fois dans le hall, elle se tourna vers Garth.

— Tu veux monter une minute ? On m'a promis qu'il y aurait une bouilloire et des biscuits.

Elle fut enchantée. La chambre en question était toute petite, mais, outre la bouilloire et les biscuits, elle jouissait d'une vue merveilleuse sur la mer.

— C'est vraiment très sympa de ta part d'avoir fait tous ces kilomètres seulement pour me parler.

— Erreur ! Je viens de faire la plus belle promenade de ma vie. Je crois que je n'avais plus fait de randonnée depuis ma dernière colonie de vacances.

Sur ce, il la prit dans ses bras telle qu'elle était, noyée dans son gros pull en laine et son pantalon en ciré.

Elle se mit à rire tant elle était engoncée.

— Tu sais que tu m'as manqué ? avoua-t-elle. Je ne devrais pas te le dire, mais c'est la vérité.

— Toi aussi, tu m'as manqué. Si je n'étais pas venu jusqu'ici, tu crois que nous aurions repris contact ?

— Nous aurions bien fini par nous retrouver au travail…

Elle s'était efforcée de parler avec autant de nonchalance que possible, mais très vite, elle se reprit.

— Non. En fait, je crois que j'aurais craqué et que je t'aurais téléphoné. Ou alors…

Elle revint vers son sac à dos, duquel elle extirpa la pochette en papier brun.

— J'avais l'intention de t'envoyer ça avec une petite carte, que je n'ai pas encore achetée.

— Qu'est-ce que tu aurais écrit sur la carte ?

— Je ne sais pas.

— Fais un effort, Lina !

— Eh bien… Quelque chose dans le genre : « Garth, je ne suis pas douée pour les relations sentimentales, désolée, j'espère que… »

Tout en l'écoutant, Garth avait ouvert le sac et sorti les disques qu'il contenait.

— Où as-tu trouvé ces vinyles ?

— Chez un antiquaire. Il m'a persuadée que c'était une

occasion rare que je ferais bien de saisir. À vrai dire, je ne sais pas si c'est vrai ou s'il a profité de mon inculture.

— Pas du tout, ces disques sont rarissimes !

— C'est vrai ? Ils te plaisent ?

— Et comment ! Viens là…

Il l'enlaça et se mit à fredonner un air qu'elle n'avait jamais entendu mais qui résonna dans leurs deux corps réunis tandis qu'ils dansaient.

Le baiser qu'il déposa sur ses lèvres effaça tous les problèmes du monde environnant. Il lui fit l'effet d'une caresse à son âme.

Dans le fond, qu'y avait-il d'étonnant à cela ? Il ne pouvait pas en être autrement quand elle se trouvait dans ses bras.

Ensuite, Garth l'aida à retirer son horrible pantalon, à dénouer les lacets de ses grosses chaussures, un peu comme s'il l'avait extraite d'une pesante armure.

Quand il découvrit le soutien-gorge et la petite culotte en satin orange, il émit un sifflement d'admiration.

— Voilà qui n'était pas prévu pour moi.

— En effet !

Il se remit à l'embrasser sur tout son corps où le froid marquait des taches bleuâtres, et très vite il la déposa dans le lit, où il se hâta de la rejoindre.

Le lit était trop petit pour les accueillir tous les deux, mais ni l'un ni l'autre ne songea à le regretter. L'après-midi n'était pas encore très avancé, mais il faisait déjà presque nuit. Il la serrait très fort contre lui. Si son corps n'était pas encore réchauffé, ses baisers par contre étaient brûlants.

— Ouvre les yeux, commanda-t-il alors qu'elle les avait fermés pour mieux accueillir ses baisers.

Elle plongea son regard dans le sien.

— Comme tu es belle, Lina. Tu as les yeux les plus verts que j'aie jamais vus !

Les baisers qu'ils échangeaient la faisaient à la fois frissonner et brûler. Elle laissa glisser une main le long du corps de Garth et commença à le caresser. Il goûta de la langue le sel collé sur ses joues. Très vite, ils désirèrent plus, et il s'allongea sur elle.

Lentement, tendrement, ils firent l'amour. Rien d'autre ne comptait plus pendant que chacun amenait l'autre dans une contrée connue d'eux seuls.

Une fois passé le pic de la volupté, comme ils reprenaient leur souffle et revenaient doucement au monde réel, elle comprit que jamais elle ne pourrait y retourner toute seule si Garth ne l'accompagnait pas.

— Tu es bien silencieuse ? demanda Garth au bout d'un moment.

— C'est que…

Elle se retint de lui dire que, à presque trente ans, elle était amoureuse pour la première fois.

Et que cela la terrifiait.

— C'est que je commence à avoir faim.

— Pas de problème, nous allons sortir dîner quelque part.

Elle le regarda. Allait-elle se montrer honnête ?

— J'avais prévu d'aller manger des spaghettis au resto italien, mais…

— Mais ?

— Il paraît que tu n'aimes pas ça. Tu vois, je suis gênée parce que je sais plein de petites choses sur toi alors que tu ne sais rien sur moi.

— Et alors ?

— Et alors, il faut que tu saches qui je suis réellement. On me dit souvent que je suis trop assertive, on me recommande de porter une robe, d'être un peu plus comme ci, un peu moins comme ça…

Ils étaient allongés l'un face à l'autre, dans le cocon du petit lit.

— Garth, j'ai envie de te garder dans ma vie, mais je veux être honnête avec toi : je vis en jean, j'adore les pâtes, je déteste le jazz…

— Je peux te dire quelque chose ?

— Bien sûr !

— Toutes ces petites choses qui me paraissaient importantes autrefois sont devenues de simples vétilles maintenant.

Quand on perd une personne qu'on aime, le monde n'est plus jamais le même ensuite.

— Je comprends.

— Après ton départ, j'ai longuement parlé avec May. J'étais incapable de me remettre au travail.

— À cause de Carrie ?

— À cause de Carrie et à cause de toi. May en savait déjà beaucoup sur ma vie puisqu'elle faisait partie du jury de recrutement, mais j'ai fini par lui parler de toi.

— Qu'est-ce qu'elle a dit ?

— Ce que je savais déjà : que tu es une fille formidable…

Il se tut un instant.

— Lina, je te jure que je rêve de partager un grand plat de spaghettis avec toi.

Le bruit de la pluie contre la fenêtre les fit se serrer l'un contre l'autre. Garth se redressa sur un coude.

— Si tu me laissais le soin de m'occuper du dîner ? Je peux retenir une table dans la salle du bas.

— Tu m'invites officiellement ?

— Pourquoi crois-tu que je suis venu jusqu'ici ?

Dans son esprit, c'était clair : Garth était venu pour retrouver Carrie en parlant de l'accident avec elle. Mais la réponse qu'elle entendit fut une immense surprise.

— Je suis venu ici parce que j'ai envie de me battre pour nous.

— Pour nous deux ?

— Oui, pour nous deux. Nous avons des goûts différents, mais ce n'est pas une raison pour laisser échapper la relation merveilleuse que nous avons ébauchée.

Elle tremblait d'émotion.

Garth venait de prononcer les mots qu'elle n'osait pas espérer. Il ne faisait pas comme les autres qui s'étaient empressés de tourner les talons à la première difficulté. Il avait décidé de lutter pour rester avec elle !

— Je vais me changer, déclara-t-il en se levant. Rendez-vous en bas à 19 heures. Ça te va ?

Elle hocha simplement la tête, mais en fait elle était en ébullition.

Elle avait un vrai rendez-vous avec l'homme dont elle était amoureuse, qui, peut-être, commençait à le devenir d'elle, et, horreur, elle n'avait rien, absolument rien de correct à se mettre !

La garde-robe bien fournie de Shona était hors d'atteinte.

Il n'y avait pas l'ombre d'un magasin alentour.

Rien.

Alors elle se rappela la maxime de May : « Faire avec ce qu'on a ».

Allait-elle mettre le tailleur qu'elle portait pour son entretien ? Sûrement pas. Alors elle enfila un jean, mais elle le combina avec le chemisier en soie vert bouteille qu'elle portait ce jour-là. Elle mit un peu de rouge à lèvres que, suivant le conseil de Shona, elle avait accepté de glisser dans sa valise, et elle laissa ses cheveux flotter sur ses épaules.

Voilà. Elle ne pouvait pas faire plus pour se montrer élégante.

Elle se souvint que, à part la robe violette de Shona, Garth ne l'avait jamais vue que revêtue de son uniforme de travail ou de sa tenue de marcheuse, emmitouflée dans un manteau informe. Pourtant, elle lui plaisait puisqu'il était venu jusqu'ici la retrouver ! Apparemment, ni son allure peu sophistiquée, ni ses cheveux en désordre, ni son absence de maquillage ne le dérangeaient.

Mais ce fut tout de même le cœur battant d'appréhension qu'elle descendit l'escalier qui menait au restaurant.

En l'apercevant, Garth se leva. Il était rasé de frais, et diaboliquement séduisant dans son jean et son pull noirs.

— Tu es magnifique ! s'exclama-t-il quand elle fut arrivée près de lui.

La lueur qui brillait dans son regard garantissait la sincérité de son compliment.

— Merci. Tu n'es pas mal non plus.

Étrangement, elle se sentait à la fois complètement féminine et complètement elle-même.

Ils s'assirent près de la cheminée pour savourer une bière,

puis ils commandèrent du crabe et une tourte aux fruits de mer. Entre deux bouchées et beaucoup d'éclats de rire, ils parlèrent de toutes sortes de choses. De Gretel, et Garth ne fit pas la grimace, de la collection de petites ambulances de Lina, de la collection impressionnante de vinyles de Garth, de la bonne chaleur qui régnait dans son appartement depuis l'intervention de Lina sur les radiateurs.

— Et les rideaux ? demanda-t-elle. Tu as acheté des rideaux ?

— Oui.

— Bravo. J'ai hâte de les voir.

Elle rougit un peu avant de poursuivre.

— Garth, jamais je ne me suis sentie aussi heureuse que ce soir. Est-ce que je peux te demander quelque chose ?

— Je t'écoute.

— Alison et Brendan m'ont demandé d'être la marraine de leur fils, qu'ils baptisent le week-end prochain. Ils m'ont dit que je pouvais inviter quelqu'un à m'accompagner. Est-ce que tu voudrais bien être cette personne ?

— Avec un immense plaisir ! Jamais je n'aurais pensé pouvoir être heureux à nouveau, et tu m'apportes ce bonheur que je n'espérais plus.

Ces mots lui coupèrent le souffle. Il l'acceptait telle qu'elle était, il lui donnait confiance en elle.

— Je crois tout de même que Carrie te manquera toujours.

— Je ne sais pas si tu peux comprendre… Ce qui me manque, c'est de ne pas la savoir en vie. Mais toi, tu me rends heureux. Tellement heureux.

Son visage se fit sérieux tout à coup.

— Lina, est-ce que tu veux bien m'épouser ?

— Pardon ?

— Oui, je sais, je devrais t'offrir une bague en faisant cette demande…

— Garth, c'est seulement la deuxième fois que nous sortons ensemble !

— Je n'ai nul besoin d'une troisième fois pour savoir que je t'aime et que je veux vivre avec toi.

Comme tout était devenu simple !

— Moi aussi, je t'aime, Garth.

C'était un tel soulagement de prononcer ces mots à voix haute.

Pourtant, une ombre passa sur son bonheur.

— Tu sais, tu n'es pas obligé de m'épouser.

— Qu'est-ce que tu me dis là ?

Elle plongea son regard dans les yeux sombres de son amoureux.

Oui, avec lui, elle pouvait se montrer honnête.

— Je ne veux pas d'un grand mariage. Je ne veux pas avoir à inviter mon père et constater qu'il ne souhaite pas venir… Et au cas où il viendrait, nous serions obligés de faire une énorme fête pour le remercier d'avoir fait un si grand voyage. Je ne veux rien de tout cela.

— Lina, est-ce que tu veux m'épouser ?

— Oui. De tout mon cœur.

— Tu ne veux pas un grand mariage ?

— Non.

— Eh bien, nous aurons un tout petit mariage. Mais quoi qu'il en soit, nous allons nous marier aussi vite que possible !

13.

Brendan et Lina faisaient équipe une nouvelle fois, et, bien sûr, Brendan s'inquiéta de la vie sentimentale de son amie.

— Alors, Lina, c'est sérieux entre Garth et toi ?

— Oui. Je m'installe chez lui ce week-end.

Ensuite, elle bavarda avec May, mais, tout en se sentant un peu coupable de garder pour elle cette grande nouvelle, elle ne lui dit pas qu'elle allait devenir Mme Lina Hughes le lendemain.

En effet, si elle en parlait au travail, sa culpabilité à garder le silence envers sa mère et ses frères serait encore plus grande. Pourtant, c'était le seul moyen de ne pas avoir à inviter son père et de s'éviter la souffrance d'avoir à essuyer son refus de venir.

Garth l'avait emmenée faire des achats, mais elle avait refusé la bague de fiançailles qu'il lui proposait.

— Je serais obligée de l'enlever pour mon travail, et je finirais par la perdre.

De ce fait, ils avaient acheté tout simplement deux alliances avec leur nom gravé à l'intérieur.

Le matin du mariage, elle revêtit les sous-vêtements en soie blanche qu'elle avait achetés pour cette occasion. Pour Garth. Par-dessus, elle enfila la robe en coton blanc brodé de roses rouges et chaussa les chaussures à talon qu'elle avait étrennées pour le baptême de Michael.

Le célébrant parut un peu surpris de les voir arriver seuls, mais il se contenta d'un commentaire plein de bon sens.

— Il n'en faut pas davantage pour un mariage !

Le baiser qu'ils échangèrent à la fin de la cérémonie dura presque aussi longtemps que celle-ci.

Ensuite, ils sortirent en se tenant par la main, et dehors les attendait la plus grosse surprise de leur vie.

Trefor Hughes, le père de Garth, était là avec sa compagne, ainsi que la mère de Lina et ses frères, mais aussi Richard, May et de nombreux autres collègues de l'hôpital. Shona était là elle aussi, bien sûr avec Marcus qui la tenait par la taille. Apparemment, tous ces gens s'étaient réunis pour faire un pique-nique dans le parc voisin, car des couvertures avaient été disposées sur le gazon et des bouchons de champagne commençaient à sauter.

— Garth, c'est toi qui as manigancé tout ça ? demanda Lina, ébahie.

— Pas du tout !

Effectivement, il affichait un air parfaitement stupéfait.

Ils virent alors Brendan s'avancer vers eux, une mine de conspirateur heureux sur le visage.

— Brendan ? s'exclama Lina. Comment…

— Élémentaire, ma chère madame Hughes. Quand je t'ai vue si discrète l'autre jour à propos de ton installation chez Garth, j'ai compris que tu préparais quelque chose en cachette. Alors Alison est allée promener Michael du côté de la mairie pour regarder l'affiche des avis de mariage, et voilà ! Quelques coups de téléphone bien placés, et le tour était joué.

Lina était émue aux larmes. Elle savait qu'elle avait de bons amis, mais leur présence aujourd'hui manifestait un soutien et une complicité plus grande encore qu'elle ne l'imaginait.

Plus tard, lorsque les couvertures furent repliées et les vestiges du pique-nique rangés, Garth et Lina rentrèrent chez eux en taxi.

Sur le pas de la porte, Garth la souleva dans ses bras et la promena ainsi dans l'appartement pour lui montrer que les fenêtres avaient été habillées de rideaux.

Les larmes lui montèrent aux yeux quand elle découvrit que ceux de la chambre étaient bleu canard.

Déjà, Garth avait réussi à inscrire leur histoire.

Les surprises continuèrent lorsqu'elle trouva sur sa table de toilette une enveloppe à son nom :

Mme Lina Hughes

— Qu'est-ce que c'est ?

— Ouvre ! C'est notre cadeau de mariage.

Elle décacheta l'enveloppe et sentit sa gorge se serrer d'émotion quand elle y découvrit deux billets d'avion pour Singapour et un bon pour un séjour de dix jours dans un hôtel de la ville.

Sa main tremblait. Avait-elle envie de revoir son père ?

— Mon père est peut-être pris par son travail…

Garth lui sourit tendrement.

— Il m'a dit au téléphone qu'il était heureux de faire ma connaissance et que nous pourrions dîner ensemble le jour même de notre arrivée.

— Je ne sais pas s'il a vraiment envie de me voir…

— Je peux t'affirmer le contraire. Je suis sûr que vous surmonterez ce qui vous a séparés quand tu étais adolescente. C'est ce qu'il s'est passé pour mon père et moi, il n'y a pas de raison pour qu'il n'en soit pas de même pour vous deux.

Cela dit, il fit glisser la fermeture Éclair de sa robe de mariée, en découvrant les luxueux dessous.

— Je ferai mettre des rideaux en coton blanc à la salle de bains, souffla-t-il en embrassant son épaule nue.

Épilogue

Brendan avait raison, devenir parent, cela changeait tout. Absolument tout !

Martha Aileen était née six mois plus tôt. Joues rebondies, menottes potelées, une unique mèche de cheveux bruns sur le crâne et les yeux bleu marine comme son père, elle était à croquer. Ils en étaient fous. Mais aujourd'hui, Lina avait repris le travail après son congé de maternité. Elle travaillait à mi-temps, désormais.

Dans l'ambulance où elle faisait de nouveau équipe avec Brendan, elle lui fit part de son inquiétude.

— Tu sais, Martha était un peu rouge quand je l'ai quittée. Je me demande si elle n'avait pas de la fièvre.

— Je suis sûr que Garth t'aurait appelée s'il y avait eu le moindre souci. Et puis, souviens-toi qu'il est médecin !

Sagement, elle s'appliqua à penser à autre chose.

À son retour, elle se prépara une tasse de café, qu'elle savoura en contemplant sa fille paisiblement endormie.

— Tu crois que je lui ai manqué ? demanda-t-elle à Garth, pleine d'inquiétude.

— Oui, sûrement. Mais elle s'est consolée en suçant son pouce avec application.

Lina soupira de bonheur en regardant autour d'elle.

L'appartement lui plaisait infiniment, à présent. Elle avait enfin terminé de défaire ses cartons. Ses souvenirs se mêlaient à ceux de Garth. Le passé n'était pas caché. À côté de leur photo de mariage, il y en avait une autre. Lorsque Martha leur demanderait qui était cette si belle mariée, ils lui diraient la vérité, tout simplement.

Son café terminé, elle alla prendre sa douche avant de rejoindre, nue, Garth qui l'attendait dans leur lit.

Le petit déjeuner qu'ils prenaient ainsi le dimanche matin était le moment le plus agréable de la semaine. Ils partageaient tartines et baisers, et à vrai dire bien plus encore.

Enfin, elle avait trouvé son havre de bonheur. De ce bonheur qui ne cesse de grandir et que seul apporte l'amour véritable.

CHARLOTTE HAWKES

Lady ou docteure

Traduction française de
MARIE-JOSÉ LAMORLETTE

BLANCHE

HARLEQUIN

Titre original :
TEMPTED BY HER CONVENIENT HUSBAND

1.

— Depuis combien de temps cette petite est-elle sous goutte à goutte d'ocytocine, Oti ?

— Deux heures, murmura Octavia Hendlington. Six gouttes par minute.

Sans se tourner quand sa collègue la rejoignit, Oti continua à observer la jeune femme perchée inconfortablement au bout du lit. Sa sœur s'occupait d'elle. La salle de travail, ou ce qui passait pour telle dans la grande tente d'hôpital de ce camp médical du Soudan du Sud, était minuscule.

Mais ils avaient réalisé tant de miracles dans cet endroit au cours des quatre dernières années ! Elle pouvait seulement espérer que cette nuit-là, sa dernière nuit, se passerait bien.

— Dilatation ? demanda Amelia.

— Elle est à six centimètres depuis dix heures. Elle s'appelle Kahsha, a dix-huit ans, et c'est son premier enfant.

— Et la tête du bébé ne donne toujours pas de signe de descente ? s'enquit Amelia, les sourcils froncés.

Oti mordilla sa lèvre inférieure puis se figea brusquement. Dans quelques jours, elle serait de retour au Royaume-Uni et son père n'accepterait pas ces manières *indignes d'une dame*.

Encore cinq jours à être elle-même, puis elle devrait se remettre à jouer un rôle.

Son nouvel époux serait-il aussi irrité par elle que son père l'avait toujours été ? Oti chassa cette pensée de sa tête et se concentra sur sa collègue.

— Aucun signe que le bébé descend, répondit-elle.

Elle jeta un regard dans la tente, autour d'elle, et tenta d'avaler la grosse boule d'émotion logée dans sa gorge. Si ce n'avait pas été le fait que ce travail allait être apparemment compliqué, elle aurait pu se sentir reconnaissante d'être distraite de ses pensées, ce soir-là.

Depuis quatre ans – depuis l'accident de son frère –, elle était volontaire dans le Projet pour la santé outre-mer, le PSO, une organisation humanitaire médicale, et c'était le seul endroit où elle s'était sentie elle-même. Pour la seule fois de sa vie, en tout cas ces quinze dernières années.

Dr Oti.

C'était simple, propre, et c'était peut-être ce qu'elle aimait le plus. Ici, loin de l'agitation de chez elle, il s'agissait seulement d'aider des gens et de faire une différence dans leur vie.

Elle avait de la valeur.

Mais bientôt tout serait terminé. Et quel que soit le masque qu'elle revêtirait cette fois – Oti la mondaine, la fille en vogue, ou Lady Octavia Hendlington, fille du comte de Sedeshire, qui deviendrait prochainement Lady Octavia Woods –, il l'étoufferait de toute façon.

Que penseraient Amelia et les autres volontaires s'ils savaient qu'elle était sur le point d'épouser le célèbre milliardaire Lukas Woods ? Ou *Sir* Lukas Woods, puisqu'il venait d'être promu chevalier. Un jeune chevalier, sinon le plus jeune.

S'affairant avec le goutte-à-goutte, comme si occuper ses mains pouvait aussi occuper son esprit vagabond, Oti feignit d'ignorer que son estomac s'était retourné à cette pensée.

Cet homme était l'un des célibataires les plus courus du monde – en tout cas du pays – et, dans cinq jours, elle allait l'épouser. Cette idée était terrifiante.

Lukas Woods n'était pas seulement très beau… C'était presque une force de la nature. Comme s'il y avait les quatre éléments, la terre, l'eau, l'air et le feu… et *lui*. Et son apparence, superbement musclée, n'avait pour rival que son noyau intérieur, fait de pur acier. Il était un implacable magnat des affaires, une personnalité des médias, un milliardaire qui s'était fait tout seul. Combien d'autres jeunes garçons avaient-ils postulé un travail à quinze ans, et gagné leur premier million à dix-huit ?

Oti ne l'avait peut-être rencontré qu'une fois lors de cette occasion intimidante, cinq mois plus tôt, mais cela avait suffi pour lui donner l'impression qu'il aurait pu être façonné avec le magma de la planète.

Comment allait-elle endurer un mariage avec cet homme ? Cet étranger ? Et si elle ne pouvait même pas le supporter ?

Son corps protesta par des picotements sensuels ; elle ignora la petite voix qui la provoquait, susurrant qu'elle connaissait déjà la réponse à cette question.

De toute manière, sa seule autre possibilité avait été un mariage forcé avec Louis Rockman, fils du sixième comte de Highmount, vicieux, tyrannique et cruel. Maintenant encore, quinze ans après, elle sentait la morsure de ses doigts sur ses bras, son poids qui la clouait au sol…

— Tu penses à une césarienne ?

La voix d'Amelia la ramena heureusement au présent.

— Oui. Mais maintenant Kahsha veut retourner dans son village pour demander de l'aide à un guérisseur.

Amelia acquiesça, l'air sombre.

— Bon. C'est son choix, Oti.

Oti baissa la tête. Elles savaient toutes les deux qu'elles ne pouvaient empêcher la jeune femme d'avoir recours à la médecine traditionnelle, si elle le décidait. Le PSO serinait à ses volontaires qu'ils étaient là pour offrir des conseils médicaux et proposer des options, sans rien imposer. Les femmes qu'ils rencontraient, en général, disposaient déjà de très peu d'autonomie dans leur vie. Elles n'avaient pas besoin qu'un groupe d'étrangers intervienne de force et les prive de leurs choix concernant la façon dont elles voulaient accoucher. Du coup, le personnel soignant humanitaire respectait les décisions des femmes soudanaises.

— Ce n'est pas l'idéal, médicalement parlant.

Oti croisa les bras sur sa poitrine et son amie fronça les sourcils.

— Tu vas bien ? Je ne t'ai jamais vue aussi tendue.

Oti s'efforça d'afficher un grand sourire.

— Je suis probablement fatiguée. J'ai encore été de service pendant vingt-quatre heures.

Amelia ne parut pas convaincue, et Oti savait pourquoi. Les services étaient toujours longs, dans un camp comme celui-ci, mais elle n'avait jamais été aussi abattue. Peut-être ferait-elle mieux de dire une partie de la vérité. Elle tenta d'accentuer son sourire.

— Je crois que cet endroit va me manquer.

— Je suis désolée !

Amelia fit une grimace, prenant un air compréhensif.

— J'oubliais que tu partais demain. Mais tu seras de retour dans quelques mois, n'est-ce pas ? Tu reviens toujours. Tu as bien passé quarante mois ici au cours des quatre dernières années ?

— Quelque chose comme ça, oui.

Oti se força à rire, comme si elle était n'importe quelle personne normale impatiente de rentrer chez elle quelque temps. C'était un autre rôle qu'elle savait jouer.

Elle n'avait dit à personne que cette mission serait sa dernière, ni qu'elle allait se marier. Cette précision susciterait trop de questions auxquelles elle ne saurait comment répondre.

Ou peut-être que le fait d'en parler rendrait la chose trop réelle.

— Va manger quelque chose et couche-toi, reprit Amelia. Tu as cinq heures de route qui t'attendent, jusqu'à l'aérodrome le plus proche.

— Oui.

Oti hocha la tête avec raideur, mais Amelia ne parut rien remarquer.

Elle se sentait stupide. Mais quel choix avait-elle, que ce soit pour parler de ce mariage à ses collègues, ou pour accepter purement et simplement cette union ?

Tu aurais pu dire non, murmura une voix dans sa tête, qu'elle fit taire aussitôt.

Oui, Lukas Woods lui avait demandé si elle était sûre de savoir ce qu'elle faisait, mais refuser de l'épouser n'avait jamais été une véritable option. Pas si elle voulait sauver son frère. Son père avait été très clair à ce sujet.

Un père qui ne s'était pas vu attribuer pour rien le surnom de « l'Odieux Comte », même si personne n'osait mentionner ce sobriquet devant lui.

Surtout pas elle.

Secouant la tête pour chasser ses sombres pensées, Oti regarda la jeune future maman batailler pour quitter le lit avec l'aide de sa sœur et adressa un autre sourire à Amelia.

— Je pense que je vais faire un petit bout de chemin hors du camp avec Kahsha. On ne sait jamais, marcher pourrait aider le bébé à descendre et nous n'aurons peut-être pas à envisager une césarienne finalement.

C'était toujours possible. Et de toute façon, si cela devait être sa dernière incursion en Afrique subsaharienne pour un moment – ou pour toujours –, elle comptait bien en savourer chaque seconde.

Parce que tout ce qu'elle entrevoyait pour son avenir, c'était encore plus de barrières pour l'entraver que ce qu'elle avait jamais eu à en supporter.

Tandis que l'organiste jouait en virtuose la *Farandole* de Bizet, Lukas regardait sa future épouse conduite à l'autel par son père. Et de quelle manière ! De toute évidence, l'homme pouvait à peine refréner son impatience. L'Odieux Comte, un surnom que lui avaient valu ses manières pompeuses, sa passion du jeu et son penchant pour les jeunes femmes à peine plus âgées que sa propre fille, courait presque pour remettre Lady Octavia à son sort.

Lukas ne tenait pas à observer la scène de trop près, mais il était sûr que s'il le faisait, il pourrait voir des livres sterling clignoter dans les yeux du comte, et ses doigts boudinés se tendre vers l'importante somme d'argent qui serait à lui à la fin de la cérémonie.

Involontairement, il laissa son regard se porter sur la silhouette plus grande que la moyenne, et d'une jolie sveltesse, qui marchait à côté du comte. Elle était suivie par pas moins de sept demoiselles d'honneur, mais elle les éclipsait toutes. Une observation qu'il choisit d'ignorer, comme la façon ennuyeuse et irritante dont son propre corps réagissait malgré lui à la vue de la jeune femme.

Dans ce mariage, il ne s'agissait pas d'amour, ni même de désir charnel. Il s'agissait de prendre le contrôle de Sedeshire International, la société du frère décédé d'Octavia, ce qui serait la plus récente acquisition du groupe de Lukas, LVW Industries. De préférence avant que cet idiot de comte ruine complètement l'affaire de son fils disparu, comme il avait commencé à le faire durant le bref laps de temps où il l'avait eue entre ses mains.

Et si épouser la fille futile et mondaine du vieux comte était le prix à payer pour cela – en plus d'une somme considérable, bien sûr –, Lukas considérait que c'était un bon investissement.

Et le fait qu'il ait soufflé la société concernée au nez et à la barbe d'Andrew Rockman, sixième comte de Highmount, avait été un bonus délicieux.

Ainsi, il réalisait enfin la promesse qu'il s'était faite à l'âge de douze ans, la semaine où sa mère avait été enterrée. Il s'était juré qu'il se vengerait un jour de la famille Rockman. Et en particulier d'Andrew Rockman, l'homme qui avait conduit la pauvre femme à sa tombe avec le père d'Octavia, complice de ses mensonges.

En l'épousant, Lady Octavia l'aiderait sans le vouloir à punir son répugnant géniteur.

Tandis qu'il les regardait approcher, il fut certain de la voir vaciller. Un léger trébuchement, mais son père pencha la tête vers elle pour lui murmurer quelque chose qui paraissait tendre, mais ne l'était certainement pas, Lukas l'aurait parié. Sa future épouse sembla affermir sa résolution. Un sourire radieux se peignit sur son visage et elle releva les yeux pour croiser les siens.

Alors quelque chose le heurta de plein fouet.

Tout comme cinq mois plus tôt, lorsqu'il s'était rendu à Sedeshire Hall pour s'assurer qu'elle acceptait ce mariage.

Lady Octavia avait pénétré à grands pas dans l'orangerie où il l'attendait, avec un port de reine et non de simple *lady*, ce qui l'avait fait frissonner. Puis elle avait déclaré avec assurance que, arrangement ou pas, elle savait ce qu'elle faisait et était prête à l'épouser.

Comme si la décision était venue d'elle.

Le désir l'avait submergé, à ce moment-là, comme il le submergeait maintenant. Il l'avait voulue sur-le-champ. Il l'avait voulue comme il n'avait jamais rien voulu auparavant.

Puis elle l'avait fixé de son regard indéchiffrable, avec des yeux bien trop intelligents, farouches et observateurs pour la créature mondaine et écervelée qu'on lui avait dépeinte.

Ce qui l'avait fait s'interroger sur la véracité de toutes ces rumeurs. Se demander si elle était vraiment cette personne futile et superficielle. Cela lui avait donné envie de résoudre le puzzle fascinant qu'elle semblait constituer.

Et ce corps de déesse qu'elle semblait ignorer posséder !

Il avait su, avant de la voir, qu'elle était jolie. Les photos de ses exploits comme fille à la mode – vêtue de robes faites de bouts de métal ou de bikinis quasi inexistants – le révélaient bel et bien. Mais il avait cru que sa personnalité serait aussi inintéressante que celle des nombreuses femmes du monde qu'il connaissait. Ce qui expliquait peut-être pourquoi il n'avait pas été préparé à la réaction presque viscérale qu'elle avait provoquée en lui.

À cet instant, cinq mois auparavant, il avait été assailli par un désir qu'il n'avait jamais, de sa vie, éprouvé jusque-là. Il n'avait jamais voulu une femme aussi intensément, avec un tel *besoin* qu'il s'était dit qu'il pourrait devenir fou s'il ne l'avait pas.

Cependant, en même temps, d'une manière absurde, il avait eu envie de la protéger. De son père. Et peut-être d'autres personnes. C'était sans doute ce qui avait eu le moins de sens.

Il avait souhaité la jeter sur son épaule et l'emporter loin de cet endroit, tel un chevalier du Moyen Âge sauvant une damoiselle en détresse. Lui qui n'avait jamais été porté à des fantaisies de ce genre.

Il avait pris conscience, alors, que Lady Octavia Hendlington était la dernière femme au monde qu'il devrait épouser. Néanmoins il n'avait rien fait pour arrêter les choses, et maintenant, cette vision glissait avec grâce vers lui, et elle n'avait rien d'une jolie fille artificielle. Elle lui apparaissait comme une femme superbe, dotée d'une qualité indéfinissable sur laquelle il ne parvenait pas à mettre le doigt, mais qu'il ne pouvait pas non plus ignorer.

Cela le déstabilisa.

Il sentit le doute envahir son esprit, et ce n'était pas la première fois. Et encore une fois, il le chassa.

Ainsi, elle était séduisante. Qu'il le remarque ne voulait rien dire ; il était, après tout, un homme au sang chaud, et cela ne signifiait pas qu'il ne pouvait pas contrôler cette flambée de chaleur qu'elle semblait capable d'allumer en lui.

L'attirance était quelque chose d'éphémère car les flammes mouraient tôt ou tard. Et sa future épouse avait beau paraître innocente, il ne pouvait se permettre d'oublier que Lady Octavia Hendlington était un crocus d'automne – magnifique à regarder et semblant inoffensif, mais en réalité toxique. Comme son père.

Finalement, elle s'arrêta près de lui et il fut frappé de nouveau par son regard vif et perçant. D'un bleu qui paraissait le pénétrer et poignarder cette chose noire qui lui tenait lieu de cœur depuis longtemps.

Il ne put se résigner à détourner les yeux. Pire, il n'en avait pas envie.

Tandis qu'elle se tenait devant lui, permettant calmement à ses demoiselles d'honneur d'arranger la traîne ridiculement longue de sa robe, Lukas batailla pour se ressaisir et reprendre en main ses réactions traîtresses.

— Vous avez donc réussi à venir, dit-il sèchement.

Comme si engager une conversation banale pouvait d'une certaine manière atténuer l'impact qu'elle avait sur lui.

Mais lorsqu'elle leva un peu plus la tête vers lui, il eut la sensation qu'un poing se refermait sur le bas de son ventre. Il se força à l'ignorer.

— Pensiez-vous que je ne le ferais pas ? demanda-t-elle.

— Cela m'a traversé l'esprit. Surtout depuis que votre père m'a dit que vous faisiez un séjour dans votre Spa habituel. Ce qui, si je ne m'abuse, est un euphémisme pour désigner dans votre monde une clinique de désintoxication. Une fois de plus…

— Je n'étais pas en désintoxication, rétorqua-t-elle d'un ton mordant.

Un instant, elle parut sur le point d'ajouter quelque chose, mais elle referma la bouche. L'air sembla vibrer autour d'eux, laissant Lukas étrangement déstabilisé. Comme s'il avait raté sa cible.

Mais ce n'était pas le cas. Les médias avaient relaté avec force détails qu'elle avait fait sa première cure de désintoxication à quinze ans, à l'époque où ses dévergondages avaient commencé à faire les gros titres des journaux. Et bien qu'elle ait été beaucoup plus discrète ces dix dernières années, les rumeurs avaient persisté.

C'était probablement pourquoi son père avait insisté pour que Lukas l'épouse, comme une partie de l'accord portant sur Sedeshire International.

Brusquement, sa future épouse tourna la tête avec grâce pour contempler la cathédrale.

— C'est un peu exagéré, vous ne trouvez pas ?

Il suivit son regard. Les piliers et les bancs occupés par quatre cents invités croulaient sous les fleurs et les rubans de velours, les cloches sonnaient, l'organiste renommé jouait toujours. Visiblement, on n'avait pas lésiné sur les dépenses. Des dépenses commandées, mais pas payées, par son père, bien sûr.

— C'est ce que vous avez voulu, je crois, répondit sèchement Lukas.

Ou plus probablement ce qui avait été voulu par une jeune organisatrice d'événements de vingt et quelques années, la dernière maîtresse en date du comte.

Il crut voir sa fiancée frémir. Mais si elle le fit, elle se reprit rapidement.

— Bien sûr. Et la robe de dentelle ajustée, la traîne de trois mètres de long et les trente boutons en soie avec passants roulottés ? lança-t-elle, mordante.

— Elle vient de chez le styliste le plus couru actuellement, comme vous l'avez souhaité.

— Vraiment ? Vous croyez que j'ai demandé une robe de mariée si serrée que j'ai dû me contorsionner pour entrer dedans ?

Son ton discret n'empêchait pas de distinguer l'aigreur de ses paroles.

L'organiste achevait son morceau et l'évêque se préparait à prendre la parole, aussi Lukas dut-il rapprocher encore la tête de l'oreille de la jeune femme pour ne pas être entendu.

Il s'aperçut aussitôt que son parfum, frais et léger, pas du tout capiteux, assaillait ses sens. Et son corps se crispa un peu plus.

— Si vous aviez voulu avoir votre mot à dire dans le design de votre robe, *Lady* Octavia, peut-être auriez-vous dû rentrer plus tôt au lieu de passer les derniers mois à bronzer sur une plage lointaine – puisque vous n'étiez pas en désintoxication.

Elle prit un air furieux.

— C'est ce que vous imaginez ?

— Je n'en ai pas besoin. Votre hâle éclatant vous trahit. Mais de toute manière, est-ce que cela importe ?

Il y eut une brève pause, comme si elle voulait dire que cela lui importait, à elle, mais à la place, elle afficha un sourire radieux – un peu trop étudié au goût de Lukas.

— Bien sûr que non. J'ai longtemps porté le titre d'héritière dévergondée de Sedeshire, après tout. La cause perdue par excellence.

— Alors raison de plus pour démontrer le contraire et faire taire les rumeurs comme quoi ce mariage a été hâtivement arrangé parce que vous êtes enceinte, de moi ou d'un autre. Cette réputation vous ennuie ?

Elle devint toute pâle, mais il fut sans doute le seul à le remarquer.

— Non, évidemment ! J'ai appris voilà des années à ne pas me soucier de ce que les gens pensent.

Il n'aurait su dire pourquoi, mais il ne la crut pas vraiment.

— Quoi qu'il en soit, rien que les incrustations de dentelle sur les robes de vos demoiselles d'honneur ont demandé des mois de travail, reprit-il. Alors personne ne doutera que ce mariage a été préparé avec soin et que son organisation a demandé du temps. J'espère que vous avez bien profité de ces derniers mois, car je vous avertis, votre existence de fêtarde est maintenant terminée.

— Comme vous êtes tyrannique ! marmonna-t-elle, coupante. Et entre les incrustations de dentelle des robes de mes demoiselles d'honneur et la coupe ajustée de la mienne, pour bien montrer qu'elle ne dissimule pas un début de grossesse, je suis flattée que vous ayez prêté autant d'attention aux détails.

Il est normal que vous le soyez, dit-il, lui décochant un sourire carnassier. Et peut-être que, finalement, vous avoir comme la mère de mon héritier pourrait être un bon choix. Bonne lignée, comme on dit.

Il sut qu'il allait marquer un point avant même de prononcer ces mots. Personne n'avait jamais mentionné des héritiers auparavant, et il ne pouvait expliquer ce qui l'avait poussé à dire cela.

En fait, sa future femme lui hérissait un peu trop le poil, mais elle n'avait pas besoin de le savoir. Elle n'avait pas besoin non plus de savoir qu'il mentait à propos d'éventuels héritiers ; il n'avait jamais eu la moindre intention de perpétuer la lignée souillée qui était la sienne.

Pas avec un père – ne fût-ce que biologique – aussi infâme que le sien.

Néanmoins, quelque chose en lui avait voulu faire cette déclaration, et maintenant, il savourait la façon dont sa fiancée bouillait d'indignation.

Et de quelque chose d'autre qu'il choisit de ne pas identifier.

2.

Il ne pouvait pas être sérieux ?

Oti frémit tandis que les yeux gris de son futur mari, aussi durs que du granit, la passaient en revue. Et elle fit comme s'il ne l'écorchait pas du regard, semant en elle un trouble qui allait du sommet de sa tête à la pointe de ses orteils. Sans parler de ce qu'il y avait au milieu.

Surtout ce qu'il y avait au milieu.

— Devrais-je vous laisser inspecter ma bouche pour que vous vous assuriez qu'il n'y a pas de creux ou de bosses indiquant un problème dentaire ? lança-t-elle, haussant assez la voix pour être entendue par ceux qui les entouraient. Vous voudriez peut-être aussi examiner mes jambes pour voir si elles sont symétriques, et vérifier qu'il n'y a pas de défaut structurel ?

— Je présume que c'est ainsi que vous inspectez un cheval, n'est-ce pas ? Que quelqu'un de votre éducation utilise ce genre de références me déçoit.

— Et quelle banalité, qu'un homme qui s'est fait lui-même, originaire d'un des pires endroits du pays, me regarde de haut alors que je fais ça, rétorqua-t-elle d'un ton acerbe sans se départir toutefois de son sourire de façade.

— Touché… Apparemment, chacun de nous garde ses préjugés sur l'autre.

— Mais dans mon cas, je crois que mon jugement est plus exact, non ?

Oti ne put s'empêcher de frissonner en voyant la façon dont tout le monde l'observait. Avec les préjugés dont parlait Lukas.

La soupesant. Prenant sa mesure. La condamnant.

Tous voulant savoir comment elle avait fait pour piéger le

très recherché Lukas Woods, connu pour être un play-boy réfractaire au mariage.

Il avait eu raison à propos de la robe, aussi exaspérant que ce soit : la moitié des gens pensait probablement qu'elle était enceinte.

— Souriez, dit-il d'un ton brusque en dévoilant lui-même des dents blanches et régulières.

N'importe quel spectateur pouvait croire qu'il s'agissait d'un sourire sincère.

Oti obéit, ignorant son cœur qui tambourinait dans sa poitrine, lui indiquant qu'elle était en proie à une poussée d'adrénaline. Une poussée capable de la faire sortir en trombe de la cathédrale et regagner à toute allure la voiture qui attendait dehors.

Mais elle ne pouvait pas faire cela. Pas seulement à cause de son père, qui lui avait meurtri le bras de ses doigts durs en la conduisant à l'autel. Pas seulement parce qu'elle ne pouvait pas se résigner à humilier Lukas de cette façon alors que, en dépit de tout, il lui avait laissé une chance de refuser ce mariage. Mais parce qu'elle n'avait aucune idée des conséquences que cela aurait pour Edward.

Edward – son frère que leur père faisait passer pour mort. Comment pouvait-elle l'abandonner au comte ? Son cœur s'était pratiquement brisé la dernière fois qu'elle était allée le voir. Il l'avait suppliée de l'aider à en finir avec dignité, et lui avait interdit de revenir lui rendre visite lorsqu'elle avait refusé. Du coup, terriblement peinée, elle avait fui au Soudan.

— Octavia ? Qu'y a-t-il ?

Elle tenta de parler, mais en fut incapable. Et l'évêque continuait à pérorer, indifférent, heureusement trop pris par son rôle important pour remarquer quoi que ce soit.

— Vous a-t-il fait mal ?

Elle battit des cils, et il lui fallut un moment pour réaliser qu'elle massait l'endroit sensible de son bras. Elle laissa aussitôt retomber sa main. Lukas paraissait déjà furieux, comme s'il n'attendait qu'une excuse pour annuler le mariage.

Elle ne pouvait pas l'en blâmer ; l'épouser, prendre son

argent, tout cela reposait sur un mensonge. Mais elle aurait au moins une chance de sauver la vie d'Edward, alors comment pouvait-elle refuser ?

— Bien sûr que non, répondit-elle, mentant. Après tout, mon père est un homme honorable.

Il haussa à peine un sourcil, la tenant sous le feu de ses yeux gris émaillés de quelques points bleus. La clouant à la mosaïque du sol.

Sans un mot, elle le fixa.

Si elle avait espéré que ces mois d'éloignement diminueraient l'effet qu'il produisait sur elle – comme lors de leur unique rencontre dans l'orangerie de Sedeshire Hall, cinq mois plus tôt –, elle se rendait compte à présent qu'elle avait été bien naïve.

— Je ne cesse de vous observer et de penser que vous vous présentez comme une jeune femme candide et impuissante prise malgré elle dans cet accord, dit-il. Mais vous ne l'êtes pas, n'est-ce pas ?

Elle battit des cils. Il était vrai qu'elle n'était pas elle-même avec lui, et ce depuis le début. Pour une femme qui s'était toujours vantée de la douceur de sa nature et de sa personnalité généreuse, elle semblait se changer en une créature dure et insolente dès qu'elle l'approchait. Ce qui la déconcertait, mais elle avait décidé que c'était un bon mécanisme de défense. Et elle n'était avec lui que pour Edward. Pas pour elle-même.

— Peut-être devrions-nous essayer de nous asticoter un peu moins ? reprit Lukas tandis que l'évêque en terminait avec son discours d'ouverture. Vu que nous sommes sur le point de devenir mari et femme.

Mari et femme.

Oti avait conscience du ton léger, mais les mots résonnèrent dans sa tête tandis qu'une étrange sensation l'envahissait. Et cette fois, cela n'avait rien à voir avec cette belle voix grave qui semblait la pénétrer jusqu'aux os et la faisait se sentir… *bizarre*. Ni avec la façon dont sa bouche était si proche de son oreille que son souffle chaud la troublait et provoquait en elle une attirance qu'elle ne souhaitait pas éprouver. Une attirance qui la touchait au plein cœur de son être.

Mari et femme, se répéta-t-elle.

Elle essaya de prétendre qu'elle ne ressentait pas un coup sourd dans sa poitrine. Ou plus bas, si elle devait être honnête et sans pudeur.

À quoi pensait-elle, de choisir un homme pareil ? De l'épouser ?

Même pour son frère. Mais quel choix avait-elle eu ? Elle pouvait enfin apercevoir de la lumière au bout du tunnel dans lequel ils étaient enfermés depuis quatre ans. Comment aurait-elle pu faire autre chose que de courir vers cette lumière, en espérant que c'était la sortie, et pas un autre train qui arrivait ?

C'était curieux, la façon dont sa vie semblait être fragmentée en segments distincts. C'était comme si elle avait été ballottée d'une chose à l'autre – son agression, la mort de sa mère, l'accident de son frère – au cours des quinze dernières années. Passant son temps à réagir, à contre-attaquer. Désespérément hors de contrôle.

Elle n'avait pas eu le temps de respirer, de réfléchir. Ni même d'essayer de découvrir qui elle était.

Elle avait pensé qu'elle avait été très près de se trouver ces dernières années avec le PSO. Travailler dans le Soudan du Sud avait été la première chose qui lui avait appartenu en propre. Cela avait aidé à l'ancrer dans la réalité. Au moins, son dernier souvenir de là-bas était sa marche avec la jeune Kahsha ; l'exercice avait aidé le bébé à descendre.

Maintenant, il y avait une petite fille de cinq jours appelée Ayshani-Oti, près de leur camp. Son cœur se gonfla de joie à cette pensée.

Si seulement les manigances machiavéliques de son père ne l'avaient pas rattrapée, une fois de plus. Il faisait naître des incendies partout où il passait. Détruisait tout. Il s'était servi d'Edward contre elle. Et elle n'avait eu d'autre choix que de se précipiter dans un bâtiment en feu dans l'espoir d'éteindre les flammes.

Seulement, cette fois, le feu s'appelait Lukas Woods. Et elle ne pouvait s'empêcher de craindre qu'il ne soit celui qui la consumerait finalement.

— Si une personne ici présente connaît un empêchement légal à ce mariage, qu'elle parle maintenant ou se taise à jamais.

Oti revint à ce que disait l'évêque, et le silence qui tomba dans la cathédrale lui parut soudain assourdissant. Le plafond voûté renvoyait l'écho d'une toux, d'un éternuement. Et tout ce qu'elle pouvait penser, c'était qu'elle avait une bonne centaine d'objections à ce mariage.

En particulier le fait qu'elle ne se fiait plus à elle-même, ni à ses motivations. En tout cas pas entièrement.

Alors elle aperçut l'expression fermée de Lukas, et elle n'aurait su définir la sensation qui la parcourut ; c'était comme s'il attendait que quelqu'un objecte. Mais personne ne le fit.

Une autre toux.

Le bruit de quelqu'un qui remuait sur un banc.

Lukas l'observait. La défiant. La provoquant. Dévoilant ses dents en ce qui pouvait apparaître comme un sourire, mais qui lui évoqua un loup et des crocs aiguisés.

Il fallait qu'elle garde la tête froide, concentrée sur ce qui se jouait là, sinon elle finirait réduite en lambeaux. Et elle pouvait prétendre être offensée par cet accord, elle était certainement en droit de l'être ; la vérité était qu'elle était terrassée par sa folle attirance pour Lukas.

Elle avait été attirée par lui dès l'instant où elle l'avait rencontré à Sedeshire Hall cinq mois plus tôt. Il avait fait disparaître de son esprit toutes les réserves qu'elle avait concernant ce mariage insensé.

Ou peut-être que son esprit, tout simplement, avait cessé de fonctionner.

Malgré toutes les photos qu'elle avait vues de lui dans les journaux – et il y en avait beaucoup, toutes le montrant dans toute sa magnificence –, elle avait constaté qu'aucun cliché ne rendait correctement le fait qu'il était beau à vous *couper le souffle*.

À vous *arrêter le cœur.*

Un mètre quatre-vingt-dix de muscles qui, elle s'en était rendu compte après un instant de stupeur, donnaient envie à ses mains de se tendre vers lui pour le toucher. Pour voir si, sous ce costume superbement coupé qui mettait en valeur ses larges épaules, il pouvait vraiment être aussi solide qu'un roc. Il était assez splendide pour rivaliser avec les plus célèbres des statues grecques.

Oti s'était toujours considérée comme assez cultivée, intéressée par de telles œuvres d'art d'un point de vue purement intellectuel. *Jusqu'à cet instant-là.* Mais alors qu'elle était debout dans cette pièce, c'était comme si son monde avait brusquement basculé. Plus elle était restée en compagnie de Lukas, plus elle s'était sentie fiévreuse. Et bien qu'elle ait attribué cet état aux circonstances de leur rencontre, elle avait su au fond d'elle-même qu'elle se mentait.

Maintenant, il ne s'agissait plus de mentir.

L'évêque leur sourit avec bienveillance et se déclara ravi de recueillir leurs consentements.

Le cœur d'Oti se serra de nouveau.

— Et voilà, ça commence, murmura Lukas en lui décochant un sourire qui, pour l'assemblée, passait sûrement pour un sourire amoureux.

Mais elle était assez près pour voir l'expression dure de ces yeux gris qui ne reflétaient pas ce sourire. Son cœur se mit à tambouriner.

Il battait si fort, en fait, qu'elle put à peine entendre quoi que ce soit durant le reste du service. Ni les digressions de l'évêque, ni Lukas quand il prononça ses vœux, ni sa propre voix quand elle les répéta.

C'était comme être dans un brouillard, quelque part au milieu du labyrinthe de buis qui occupait la partie ouest des jardins de Sedeshire quand sa mère était en vie.

Comme si la cérémonie tout entière concernait quelqu'un d'autre, de l'autre côté des haies de trois mètres de haut. Elle pouvait voir, mais à peine entendre.

Elle aurait été contente de rester ainsi indéfiniment.

Perdue.

Ce fut seulement quand l'évêque les déclara mari et femme qu'elle commença enfin à revenir à elle-même.

— Vous pouvez embrasser la mariée, conclut l'homme d'Église avec un geste d'invite qu'elle trouva déplacé.

Plus tard, quand elle serait seule, elle se demanderait pourquoi elle avait pensé que Lukas ne l'embrasserait pas. Pourquoi une part d'elle-même s'était sentie si chiffonnée à l'idée qu'il *refuse* de le faire.

Plus tard. Pas à ce moment-là.

Là, elle le regarda, médusée, lever une main et la porter à sa joue puis la faire glisser derrière sa nuque d'une manière que n'importe qui aurait pu trouver romantique. Elle qui connaissait pourtant la vérité se laissa presque prendre.

Il l'attira à lui, ses yeux gris la brûlant et faisant naître en elle des sensations qu'elle n'avait jamais éprouvées auparavant, elle en était sûre. Ensuite il courba la tête et, alors qu'il réclamait sa bouche, son corps tout entier parut prendre feu, consumé par des éclairs d'une chaleur intense, incandescente.

Et son monde, tel qu'elle le connaissait, implosa.

Il n'aurait jamais dû l'embrasser. Lukas se morigéna, un moment après, lorsqu'il eut installé sa trop charmante nouvelle épouse à l'arrière de leur limousine de noces. Il lança un ordre au chauffeur avant de monter derrière elle.

Il n'aurait jamais dû l'épouser, non plus. Mais cela, il était difficile de se le rappeler alors qu'il était encore sous le choc de leur baiser. Et le fait qu'elle porte ses doigts à ses lèvres, avec cette expression étonnée brillant dans ses yeux trop bleus, ne l'aidait en rien. Il essaya de détourner son regard vers la vitre, mais n'y parvint pas.

Lentement, elle tourna la tête pour le regarder puis déglutit deux ou trois fois.

— Que… que s'est-il passé ? demanda-t-elle d'une voix hésitante.

— Si vous voulez le savoir, je me suis efforcé de donner le change, répondit-il d'un ton sourd. Et nous savons tous les deux que cela a fonctionné.

Qu'elle ne riposte pas par une de ses répliques bien senties ne l'étonna pas. Elle était trop sonnée pour le faire. À tout autre moment, il aurait pu considérer cela comme un triomphe.

Mais là, il essayait encore de rationaliser ce qui s'était passé dans la cathédrale. Il avait eu l'intention de lui donner un baiser qui satisferait leur public sans être inconvenant. Mais dès qu'il avait senti sa bouche douce et pleine s'ouvrir sous la sienne, tout… *tout* s'était évanoui.

La cathédrale, les invités, et même ce qu'il avait prévu.

En cette fraction de seconde, il n'y avait eu que lui et elle. Et quelque chose qui lui avait donné l'impression, étrangement, d'une vérité entre eux.

Ce qui signifiait qu'il avait vraiment des ennuis.

Être tenté par cette femme était une chose. Mais c'en était une autre, bien différente, d'oublier que tout le reste existait. Et pire, de s'apercevoir qu'il s'en moquait, parce qu'il pouvait encore sentir son goût sur sa langue. Et qu'il le savourait.

Marmonnant un juron, il tendit la main vers le minibar de la limousine, prit un verre et se servit une dose généreuse de whisky.

Oui, il s'était rendu compte que ce baiser était une erreur alors même que le souffle d'Octavia enflammait sa bouche. Il avait tenté de se dire qu'il n'avait pas eu le choix, qu'embrasser sa femme faisait partie intégrante de la cérémonie, qu'il jouait le rôle du jeune marié.

Mais il n'avait pas eu l'impression de jouer un rôle quand sa bouche avait glissé si parfaitement sur la sienne, comme s'il avait attendu cet instant depuis leur première rencontre. Comme si *elle* avait été la raison pour laquelle il s'était senti si nerveux durant la majeure partie de ces cinq derniers mois.

Elle, et non le fait que le plan qu'il avait mis en branle plus de deux décennies auparavant arrivait enfin à maturité.

Il était près du but, à le toucher.

La première étape avait consisté à acheter Sedeshire International avant que la famille Rockman puisse mettre la main dessus. Les papiers étaient signés et l'encre était presque sèche. Lukas se moquait d'avoir payé le prix fort pour cela. Ce n'était que de l'argent, et il en avait plus que ce que l'enfant pauvre qu'il avait été n'aurait jamais pu l'imaginer.

La seconde étape était un peu plus difficile à avaler, il le reconnaissait, en particulier pour un célibataire endurci : épouser Lady Octavia en échange de la promesse douteuse que le comte dirait enfin la vérité sur sa mère et rétablirait les choses en ce qui la concernait.

Comme il lui avait juré de le faire quand il avait douze ans.

Et peu importait qu'elle ne soit plus là pour voir justice faite, et sa réputation rétablie. Ce qui comptait, c'était qu'il aurait rempli sa promesse envers elle.

Pendant le mariage, il avait observé l'expression du vieil Andrew Rockman assis au premier rang, cramoisi de rage.

Il s'était presque attendu à ce que Rockman se lève quand l'évêque avait demandé s'il y avait des objections à cette union – et peut-être aurait-il même bien accueilli son geste. Cet homme barbare aurait dû afficher ses vraies couleurs, et l'histoire aurait été classée.

Mais l'occasion était passée. Rockman avait ravalé la rage que seul Lukas avait remarquée et le service avait continué. Puis il avait eu l'impression d'être en pilotage automatique jusqu'au moment où le frôlement de ses lèvres sur celles d'Octavia lui avait fait oublier où il était. *Qui* il était.

Une chaleur intense l'avait envahi tandis que sa nouvelle épouse fondait contre lui. Se fondait en lui. Exactement ce qu'une part de lui avait espéré !

Il ne parvenait pas à le comprendre.

Prenant une longue gorgée du coûteux breuvage, il laissa

la chaleur de l'alcool se répandre en lui et le calmer. Mais, curieusement, il n'en sentit pas vraiment le goût.

Il pouvait seulement sentir son goût *à elle*. Qui bouillonnait dans ses veines, tempêtait dans tout son être, le submergeait. Incapable de s'en empêcher, il tendit le bras pour la ramener à lui, et explorer de nouveau cette délicieuse caresse.

Sa seule consolation était qu'elle le désirait aussi intensément qu'il la désirait. Il connaissait assez bien les femmes pour pouvoir lire à livre ouvert dans sa nouvelle épouse.

La tension émanait d'elle alors qu'elle était assise en face de lui sur les sièges luxueux. Il pouvait voir qu'elle aussi luttait pour se reprendre. Son cou gracieux, raidi, jurait avec la façon dont elle tenait ses mains jointes sur ses genoux. Il avait l'impression désagréable qu'elle était capable de lire dans ses traîtresses pensées.

Il fallait qu'il brise le silence, mais aucun mot ne lui venait.

— Une boisson ? dit-il enfin. Mais cela irait peut-être à l'encontre du programme que vous suivez. Si vous en suivez un…

— Vous voulez dire un programme d'abstinence ?

Elle soupira.

— Je n'étais pas en désintoxication, je vous l'ai déjà dit. Et si je ne prends rien, c'est seulement parce qu'il n'est que onze heures et demie.

En d'autres circonstances, sa tentative pour le remettre à sa place aurait pu amuser Lukas, et ne l'aurait certainement pas irrité. Qu'avait-il qui n'allait pas ?

— Dit la femme qui est bien connue pour faire la fête vingt-quatre heures sur vingt-quatre et sept jours sur sept… Il est un peu tard pour commencer à feindre d'avoir des principes, non ?

— Manifestement ! répliqua-t-elle d'un ton ridiculement poli. Vu que je viens de vous épouser. Mais peut-être que je mens, et que ce sont l'alcool et les drogues qui parlent à ma place.

Il s'esclaffa, amusé malgré lui par ses reparties, ni vagues ni confuses, semblables à une fine lame qui tranchait l'air.

Sans savoir ce qu'il faisait, il tendit un bras vers elle et lui prit le menton pour la forcer à le regarder.

— Cela fait deux fois que vous paraissez offensée quand je mentionne votre passé. Mais vos pupilles ne sont pas dilatées et vous ne sentez pas l'alcool. Comme vous ne m'avez pas semblée sous influence, non plus, lors de notre première rencontre. En vérité, on pourrait suspecter que les rumeurs qui ont couru sur votre compte n'étaient pas tout à fait exactes.

Octavia se figea et ses superbes yeux saphir s'écarquillèrent. Sa respiration se fit plus rapide. Il pouvait voir son pouls battre follement dans son cou, et ces pulsations semblaient résonner dans son corps à lui.

Il n'aurait pas dû être aussi difficile de forcer sa main à s'ouvrir. À la libérer.

Tardivement, sa nouvelle épouse détourna la tête avec brusquerie. S'il n'y prenait pas garde, il pourrait finir par ruiner tout son plan pour une femme qui semblait capable de faire *la chose* qu'une seule personne avait jamais réussi à faire.

Apparemment, sa femme avait le chic pour lui porter sur les nerfs.

Plus vite ils en auraient terminé avec ce brunch de mariage, plus vite il pourrait retourner à la paix relative de sa maison – et surtout de son bureau –, et mieux ce serait.

3.

Oti fut soulagée quand leur voiture s'arrêta enfin devant l'hôtel où avait lieu la réception.

Elle avait passé tout le trajet à se remémorer leur discussion à l'église ; ils avaient bavardé comme s'ils étaient deux galopins s'agitant pendant le service, et non de futurs mariés assistant à leur propre mariage.

C'était absurde.

Et maintenant, l'idée de faire… *des choses intimes* avec cet homme la faisait se sentir encore plus nerveuse. Lui donnait chaud. Avec une impression de lourdeur… juste là, entre ses jambes.

Qu'est-ce qui n'allait pas en elle ?

Elle ne pouvait imaginer ce qu'il dirait s'il apprenait la vérité. S'il découvrait qu'elle était encore vierge. Un détail embarrassant, à son âge. De toute façon, il ne la croirait pas. À moins qu'elle ne lui explique pourquoi elle avait fait à peine plus que d'embrasser un homme durant les dix dernières années. À moins qu'elle ne lui raconte toute l'histoire. Ce qu'elle ne ferait en aucun cas.

Elle avait placé cette partie de sa vie – cette horrible nuit – derrière elle depuis longtemps.

Si son frère n'avait pas surgi à ce moment-là… Elle n'aimait pas penser à ce qui aurait pu arriver, ou plutôt à ce qui *serait* arrivé. Que ce soit allé aussi loin la rendait déjà suffisamment malade. Mais elle avait eu de la chance. Edward l'avait sauvée du pire. Trop d'autres femmes n'avaient pas cette chance.

Et Lukas Woods n'avait pas besoin de savoir quoi que ce soit.

Néanmoins, alors qu'il se glissait hors de la voiture, puis

se tournait pour l'aider à sortir à son tour, elle faillit lui taper sur la main quand elle aperçut ses demoiselles d'honneur qui l'attendaient. Des jeunes filles qu'elle ne connaissait pas vraiment. Chacune d'elle avait été choisie par son père, s'agissant pour la plupart de filles de la haute aristocratie auprès de qui il essayait de se faire valoir. L'une d'elles était peut-être la fille avec qui il couchait actuellement : sans doute à peine plus âgée qu'Oti, si elle n'était pas plus jeune.

Le qualificatif d'« odieux » ne couvrait pas toutes ses infamies. Si ce n'avait pas été pour Edward, Oti aurait coupé tout lien avec son père depuis des années.

Peut-être pourrait-elle bientôt aller voir son frère. Dans les prochains jours, pourquoi pas ? Ils n'avaient pas prévu de lune de miel ; pour être sincère, elle avait l'impression qu'elle serait plus une maîtresse qu'une épouse puisque Lukas était déjà marié à son travail.

Mais pour le moment, elle avait encore le repas de noces à supporter. Chassant ses pensées, elle afficha un autre sourire – ses joues commençaient à être douloureuses – et permit à Lukas de lui prendre la main pour l'aider à descendre de la limousine. Son bras meurtri lui faisant mal, elle tressaillit légèrement.

Elle aurait dû savoir que cela n'échapperait pas au regard acéré de son mari qui s'immobilisa.

— Qu'y a-t-il ?

— Ce n'est rien, dit-elle, essayant de tourner son bras pour lui cacher le bleu qui commençait à se former.

Il le saisit et regarda l'hématome.

— Est-ce que c'est votre père ? En remontant l'allée de la cathédrale ? Que vous a-t-il dit ?

— Tout va bien, dit-elle. Entrons.

Ce n'était pas une rebuffade. Comme si elle voulait que Lukas sache.

Elle regarda son bras, sentant encore la poigne de fer du comte qui s'était refermée durement sur sa chair tendre.

« Ne fais pas échouer cette affaire, ma fille, avait-il sifflé entre ses dents. Ou bien tu le regretteras, ainsi que ton légume de frère. »

La colère l'avait parcourue telle une décharge électrique. Elle se souvenait d'avoir relevé la tête et de s'être forcée à faire un pas après l'autre, jusqu'à ce qu'elle s'arrête enfin au bout de l'allée où son père l'avait relâchée.

Si elle avait dû se rebiffer, elle en avait eu là l'occasion.

Mais, à la place, elle avait regardé Lukas et toutes ses peurs, toute sa colère avaient semblé simplement… s'évanouir. Comme si tout allait bien se passer.

Raison pour laquelle, en cet instant, elle avait juste envie d'oublier son père et de revenir à cette espèce de joute verbale que Lukas et elle avaient entamée dans la cathédrale. Aussi absurde que cela paraisse, elle avait trouvé une sorte de réconfort dans leurs échanges émaillés de piques.

— Je ne peux m'empêcher de remarquer le nombre incroyable de petites actrices à l'air dévasté, vêtues comme si elles étaient en deuil, murmura-t-elle tandis qu'ils pénétraient dans le luxueux hôtel.

Lukas serra les mâchoires, et elle pria en silence qu'il ne continue pas à l'interroger sur son père.

— Que puis-je dire ? Je suis une proie de choix.

— Il aurait pu être amusant d'être dans l'assemblée pour observer les gens qui assistaient à ce mariage catastrophe, au lieu de se tenir à l'avant comme l'une des protagonistes.

— Vous n'avez pas apprécié d'être au centre de l'attention, Octavia ? Vous me surprenez, vraiment.

— Et puis il y avait Andrew, qui semblait au bord de l'apoplexie.

Elle sourit avant de se rendre compte que Lukas s'était légèrement raidi à côté d'elle.

— Andrew ?

Il parut avoir des difficultés à prononcer ce nom.

Elle fronça les sourcils.

— Andrew Rockman, sixième comte de Highmount. Mon

père et lui sont comme cul et chemise, ce qui devrait vous indiquer tout ce que vous avez besoin de savoir sur cet homme.

— Je sais qui il est.

Le ton bref de Lukas lui noua l'estomac.

— Vous n'êtes pas amis ?

Elle ne savait pas si elle pourrait le supporter.

— Certainement pas.

Apparemment, l'imperturbable Lukas Woods bouillait dans son beau costume.

Curieux, vraiment.

— Tant mieux, car je ne pense pas que je pourrais supporter une telle amitié, dit-elle. C'est une vraie brute, comme ses fils. Ma famille les connaît depuis des années. Saviez-vous qu'il est arrivé en trombe à Sedeshire, hurlant à mon père d'annuler ce mariage ?

— Je l'ignorais. Qu'a-t-il dit exactement à votre père ?

Elle haussa les épaules.

— Je ne sais pas. Je ne peux pas dire que j'écoutais. Mais il tempêtait, accusant mon père de le trahir.

Elle attendit alors que son mari comble les blancs, certaine qu'il en était capable.

Mais il se contenta de hausser les épaules, de s'excuser et de disparaître. La laissant saluer seule leurs invités.

— Vous pouvez épouser autant de filles de comtes que vous voudrez, vous n'en resterez pas moins un bâtard !

Lukas regarda Andrew Rockman, furibond, qui lançait ses insultes, et se força à ravaler la bile qui menaçait toujours de l'étouffer lorsqu'il pensait à lui. Cet homme qui était – mais il se serait coupé la langue plutôt que de l'admettre à voix haute - son père biologique.

Il dut prendre sur lui pour garder un ton égal et léger, comme si ces paroles injurieuses ne résonnaient pas d'une manière assourdissante dans sa tête. Comme si elles n'irritaient pas la part de lui-même qui avait toujours été à vif.

— Ce que je peux dire, c'est que cela ferait de moi un homme bigame. Mais ne craignez rien, j'avais seulement besoin d'épouser celle-ci afin que son père me donne le contrôle de Sedeshire International. La société sur laquelle vous avez essayé de mettre vos pattes avides pendant des années.

Il s'octroya le luxe d'afficher un sourire sardonique, et se sentit récompensé quand les yeux du comte s'exorbitèrent de rage.

— Vous n'êtes qu'un moins-que-rien, marmonna Rockman.

— Au contraire, je suis un homme qui réussit. Dans les affaires et maintenant, semble-t-il, dans le mariage. Je suis peut-être un *bâtard* (ce mot faillit rester coincé dans la gorge de Lukas), mais aux yeux du monde, je suis celui qui a séduit une fille de comte et mis la main sur une société importante du même coup. Toutefois, je me demande ce que cela indique sur la loyauté de mon nouveau beau-père vis-à-vis de vous ? Que vous ayez été désireux d'acquérir Sedeshire International n'est un secret pour personne, et pourtant, il a choisi de ne pas vous la vendre.

— Vous n'êtes rien ! lança le vieux comte. Un zéro !

— En vérité, en tant que votre allié le plus proche… je ne dirais pas ami, je ne suis pas certain que vous compreniez le sens de ce mot… je me demande quelles conclusions vont être tirées du fait qu'il a accepté de me donner Lady Octavia en mariage plutôt qu'à l'un de vos fils. Légitimes, devrais-je préciser…

— Vous n'êtes pas mon fils.

Durant la majeure partie de sa vie, Lukas avait choisi de se dire la même chose, ne voulant pas être apparenté à un tel homme. Dénier l'existence du comte, ne fût-ce que dans sa propre tête, avait été aussi nécessaire à son bien-être que d'apprendre à respirer. Mais, à présent, voyant la fureur du vieil homme, il eut envie de jeter de l'huile sur le feu.

— Je ne pourrais être plus d'accord. Toutefois, vous pouvez me traiter de bâtard, comme vous avez traité ma mère de putain, cela ne change pas le fait que nous partageons le même sang, dit-il sans chercher à dissimuler son mépris.

— Prenez garde à ce que vous dites, mon garçon, marmonna le comte.

Lukas tint bon. Le vieil homme pouvait intimider la plupart des gens – comme il l'avait intimidé, lui, à douze ans, alors qu'il apportait un message de sa mère mourante, et qu'il avait été jeté hors de la maison du comte –, mais il avait appris depuis longtemps à faire face à des brutes.

— L'un de vos rejetons est en prison pour évasion fiscale, le deuxième est à peine capable de gérer son fonds de pension et le troisième a la réputation d'endormir de jeunes mondaines avec de l'alcool et des drogues avant de profiter d'elles.

— Je ferai payer quiconque croit ça ! rétorqua le comte.

— Parce que vous êtes un maître dans la manipulation de la vérité et pour faire mentir les gens pour vous ? Comme le père de mon épouse a menti au sujet de ma mère et de mon ascendance, sur votre ordre, il y a des années ?

Lukas serrait les poings dans ses poches, comme si cela pouvait l'aider à contrôler le chagrin et le ressentiment qui montaient dans sa poitrine.

Le vieil homme ricana.

— Votre nouvelle épouse est aussi faible et incompétente que l'était votre mère. Une autre vie sans valeur…

Lukas contracta très fort les mâchoires au risque de les briser. Il avait passé tant d'années à regretter amèrement le fait qu'il ait dû s'occuper de sa mère alors que, normalement, c'était elle qui aurait dû s'occuper de lui. Il lui en avait voulu. Il l'avait détestée, même. Mais ce voleur d'oxygène qui se tenait devant lui n'avait pas besoin de le savoir.

— Vous l'avez conduite à sa tombe, dit-il avec peine. Elle m'a dit comment vous avez essayé d'obtenir qu'elle avorte quand vous avez découvert sa grossesse, puis comment vous vous êtes assuré qu'elle reste sans domicile et sans travail lorsqu'elle a refusé.

Il aurait dû se douter que le comte serait capable de deviner une trace de faiblesse. Ses yeux se plissèrent, lui donnant l'air pensif, puis brillèrent.

— Vous pensez que vous savez tout, n'est-ce pas ? demanda-t-il avec un sourire sardonique. Mais vous ignorez une chose, mon garçon. Vous croyez qu'elle avait une certaine morale en me défiant pour vous avoir ? Vous n'étiez pas son premier bébé. Vous êtes juste celui qui a survécu à une tentative ratée de se débarrasser de vous.

— Vous mentez, riposta Lukas avant de pouvoir se retenir.

Avant que son cerveau intervienne et l'avertisse que c'était exactement la réaction que son adversaire avait souhaitée. Les yeux du comte étincelèrent d'une expression victorieuse.

— Oh ! ce n'est pas un mensonge !

Il eut un grand sourire qui dénuda ses dents.

— Pas plus que moi, votre mère ne voulait de vous. Elle a essayé d'avorter comme je lui avais dit de le faire. Elle ne vous a jamais aimé parce qu'il n'y avait pas de place dans son cœur pour quelqu'un d'autre que moi. Mais vous le saviez déjà, n'est-ce pas, mon garçon ?

Comment réussit-il à ne pas craquer, et à s'empêcher d'expédier au sol cet homme infâme, Lukas n'aurait su le dire. Mais il avait appris depuis longtemps à contrôler cette colère et cette frustration qui semblaient l'habiter et il n'allait pas y céder maintenant.

— Je sais que quoi qu'elle ait fait, c'est parce que vous l'y avez poussée. Vous avez profité d'une femme qui vous aimait, alors qui a été le plus faible et le plus pathétique ? Tout ce que vous avez toujours fait, c'est l'utiliser.

Le vieil homme eut un soupir de dédain.

— Vous parlez d'*amour,* et moi, je suis là, assistant au mariage de la fille de mon plus vieil ami avec un parvenu.

Il agita une main noueuse.

— Vous ne l'avez pas épousée parce que vous l'aimez, vous ne la connaissez pas, mais parce que vous vouliez m'arracher cette société.

— Octavia était au courant de l'accord depuis le début, répliqua Lukas, méprisant.

Il n'avait pas à apprendre à cet homme que la partie mariage de l'arrangement n'avait rien à voir avec les affaires. C'était un règlement de comptes entre son beau-père et lui.

— Je ne lui ai pas fait croire que je tenais à elle pour l'utiliser ensuite. Contrairement à la façon dont vous avez traité ma mère, ma nouvelle épouse connaît les tenants et les aboutissants de la chose.

— C'est ce que vous vous dites pour pouvoir croire que vous êtes meilleur que moi. Mais vous la détruirez quand même. Vous ne valez pas mieux qu'un chien galeux sorti du caniveau.

— Vous vous ramollissez, avec l'âge, ironisa Lukas. Vous m'avez lancé des insultes bien plus cruelles quand j'étais petit. En brute que vous êtes, vous preniez un réel plaisir à vous moquer d'un garçon de douze ans ! Vous me disiez que je devais rester dans le caniveau, où était ma place, que je n'arriverais jamais à rien. Je suis sûr que vous vous consolez chaque jour en vous disant que mon titre de chevalier ne fait pas de moi un vrai noble.

— Et si je ne m'étais pas moqué, auriez-vous été aussi motivé pour arriver où vous en êtes aujourd'hui ? Vous devriez peut-être me remercier de vous avoir donné l'envie de vous dépasser dont vous manquiez à l'époque.

Le comte s'interrompit, pensif, et le mépris s'effaça un peu de son expression.

— Vous êtes déterminé et implacable, comme moi. Peut-être que la pomme n'est pas tombée très loin de l'arbre, finalement.

Le dégoût envahit Lukas.

— Je ne vous ressemble en rien, dit-il, les dents serrées.

Cette idée le révulsait.

Sa réponse ne fit qu'accroître l'exultation du comte, ce qu'il détesta.

— Vous me ressemblez plus que vous ne pourriez le penser. Et vous avez beau me haïr, je suis sûr qu'un jour vous aurez face à vous un de vos bâtards qui vous regardera avec la même répulsion que celle que vous me montrez.

— Je n'aurai jamais d'enfants. Aucun enfant ne mérite d'avoir votre sang pourri coulant dans ses veines.

— Vous êtes fougueux, mon garçon. Je n'aurais peut-être pas dû être si prompt à vous chasser de chez moi, autrefois. Vous êtes peut-être digne du nom de Rockman et du titre, en fin de compte.

Lukas serra les mâchoires.

— Je n'ai pas besoin de votre titre. J'ai le mien, et j'ai travaillé pour le gagner. Vous ne pouvez pas vous vanter d'y être pour quelque chose.

Le comte eut un rictus méprisant.

— Vous êtes chevalier. Vous n'avez pas le statut de pair. Et vous ne l'aurez jamais parce que j'ai refusé de reconnaître les prétentions de votre mère.

La colère gagna Lukas.

— Avez-vous jamais envisagé qu'un jour je pourrais trouver le moyen de prouver que vous avez menti, à l'époque ?

Et là, il n'aurait su dire si c'était l'effet de sa menace, le vieil homme parut un instant déboussolé, puis il s'effondra sur le sol tel un sac de pommes de terre.

Il n'y avait eu aucun signe avant-coureur. Un instant, Lukas le fixa, se demandant s'il s'agissait d'une nouvelle ruse de son géniteur. Mais il régnait un silence de mort.

Ayant du mal à croire à ce qui arrivait, Lukas s'accroupit et chercha le pouls du comte. Il ne sentit rien.

Pendant une fraction de seconde, il envisagea de s'en aller, tout simplement. De laisser à son sort cet homme qui leur avait fait tant de mal, à sa mère et à lui. Combien de fois, au fil des années, avait-il souhaité sa mort ?

Mais un sentiment de compassion prit le dessus et, jurant d'un ton sourd, il se rua vers la porte qu'il ouvrit et appela à l'aide. Puis il revint dans la pièce et commença un massage cardiaque.

Oti se trouvait dans l'aile Grosvenor, les dents serrées alors qu'elle saluait seule les invités, se demandant si elle avait déjà été larguée par son mari, lorsqu'elle entendit le cri de Lukas venant du vestibule.

Elle s'interrogea : était-elle reliée par des antennes à son époux, même si ce n'était qu'un époux de convenance ? Elle se glissa à travers la foule indifférente et se hâta le long d'un couloir revêtu de moquette. Au bout d'un moment, elle vit que des employés de l'hôtel entraient dans une pièce, l'air affolé. Déplorant le poids et l'encombrement de sa longue traîne, elle se précipita derrière eux.

— Lukas ? Avez-vous… ? Oh ! mon Dieu !

Il leva les yeux et elle souhaita pouvoir déchiffrer son expression. Mais celle-ci disparut très vite.

— Appelez une ambulance. Il s'est effondré il y a quelques minutes sans signe précurseur, dit-il en continuant ses massages. Il ne respire pas et n'a pas de pouls.

Oti n'attendit pas d'en entendre davantage. Écartant le personnel, elle rejoignit la victime dont elle reconnut alors l'identité, s'agenouilla face à Lukas et fit brièvement ses propres examens.

— Je vais m'occuper de la respiration artificielle si vous voulez bien poursuivre les massages, déclara-t-elle.

Puis elle leva la tête vers les employés immobiles.

— Appelez une ambulance *tout de suite* et dites-leur que nous avons commencé une réanimation cardio-pulmonaire. Est-ce que l'hôtel possède un défibrillateur ? Allez demander au directeur et demandez-lui aussi s'il a des piqûres d'épinéphrine. Dépêchez-vous !

Pendant que des jeunes gens s'éloignaient pour exécuter ses ordres, Oti se demanda brièvement de quoi avaient pu parler Lukas et Andrew Rockman seul à seul. Mais elle y penserait plus tard, se dit-elle. Pour l'heure, elle devait se concentrer pour sauver la vie de l'homme avec l'aide de Lukas. Même si, au fond d'elle-même, elle estimait que le monde serait meilleur sans quelqu'un comme le comte de Highmount.

Elle commença à faire le bouche-à-bouche et, pendant plus de cinq minutes, Lukas et elle travaillèrent ensemble à un rythme efficace. Puis le directeur arriva avec le défibrillateur dont il ne savait pas se servir.

Lukas prit les choses en main. Après avoir déboutonné la chemise du comte, il positionna les patchs sur sa poitrine. Le premier était bien placé, mais le second était légèrement décalé par rapport à ce qu'il fallait.

— Attendez.

Comme elle posait une main sur la sienne, elle dut combattre le trouble qui la saisit.

— Qu'est-ce que vous faites ? demanda Lukas, la voix un peu rauque.

— Il faut déplacer ce patch sur le côté. Quand on le positionne trop au milieu, la distance entre les deux patchs est réduite et le courant ne passe pas par les tissus cardiaques, ce qui diminue les chances de réussite de la défibrillation.

Il la dévisagea intensément pendant un bref instant, et elle pensa qu'il allait faire un commentaire. Mais il se contenta d'incliner la tête.

— Vous semblez en savoir plus que moi.

Elle se félicita qu'il l'écoute, et se sentit ridiculement flattée.

Ils administrèrent trois chocs, chacun suivi d'une réanimation, mais sans succès. Une idée tracassait Oti : si le comte avait besoin d'une injection, il faudrait la faire d'une façon spéciale, dans le tissu osseux, et les ambulanciers ne sauraient peut-être pas s'y prendre… Elle devrait donc la pratiquer elle-même. Quelles questions cela allait-il susciter chez son mari ?

— On fait un autre essai ? demanda Lukas, l'air sombre.

Elle se ressaisit.

— Oui.

Ils se remirent au travail. Et soudain, le cœur du comte recommença à battre, juste comme les ambulanciers entraient dans la pièce.

Oti expliqua ce qu'ils avaient fait et elle fut soulagée que l'équipe de secouristes considère qu'ils avaient fait les gestes de premiers secours sans soupçonner qu'elle était médecin.

Cela dit, elle ne pouvait déterminer si Lukas était content ou non qu'ils aient réussi à sauver la vie du comte.

— De quoi parliez-vous, au fait, quand l'accident s'est produit ? demanda-t-elle d'un ton faussement détaché.

— Qui a dit que nous parlions ? répliqua-t-il.

— Il ne voulait pas que je vous épouse. Et l'autre soir, mon père et lui se disputaient à propos du passé.

Elle se mordit pensivement la lèvre inférieure.

— Un groupe comportant des chaînes d'hôtels et des boutiques de luxe que la famille Rockman possédait à un moment donné, et qu'elle a perdu lors d'une OPA hostile. Andrew Rockman a toujours prétendu qu'il s'était agi d'une manœuvre personnelle d'un jeune arriviste qui l'avait pris pour cible. Vous étiez ce jeune arriviste, n'est-ce pas ? C'est pour ça qu'il vous en veut tellement…

— De quoi vous souvenez-vous, encore ? demanda Lukas.

Elle haussa les épaules.

— Je ne me rappelle pas grand-chose d'autre. Il y a dix ans, *j'étais* cette jeune fêtarde écervelée que vous m'avez accusée d'être.

Elle lui jeta un regard de défi, mais il ne fit aucun commentaire désobligeant, cette fois. Ce qui n'empêcha pas Oti de se sentir honteuse à la pensée de la vie dévergondée qu'elle avait menée entre ses quinze et ses dix-neuf ans. Allant d'une luxueuse station balnéaire à une autre, d'une fête sur le yacht d'un milliardaire à une soirée de gala à Monaco. Elle avait joué à merveille le rôle de la mondaine futile et superficielle, à cette époque. Et elle ne pouvait blâmer Lukas de penser qu'elle était toujours cette fille. Il y avait presque dix ans de cela, mais son cercle social continuait à entretenir cette légende.

— Et moi, il y a dix ans, j'étais ce jeune arriviste… Nous avons tous les deux un passé, Octavia. Il s'agit maintenant de faire marcher ce mariage… cette transaction d'affaires. Pour nous deux. Y êtes-vous préparée ?

Elle était encore en train de se représenter son nouveau mari en requin des affaires. C'était comme si elle entrevoyait certains éléments, mais ne parvenait pas à distinguer le tableau complet.

— J'y suis prête, répondit-elle enfin. Alors que va-t-il se passer, maintenant ?

— Dans quelques heures, je vous déposerai à la maison. Chez moi…, ajouta-t-il d'un ton crispé.

Elle fronça les sourcils.

— Me déposer ? Où irez-vous, vous ?

Un frisson parcourut Oti. Il avait changé d'attitude. Il n'était plus l'homme taquin et amusé et se montrait plus froid, plus réservé. Ce qui n'aurait pas dû lui importer, mais la touchait quand même.

— Je dois assister à des visioconférences, répondit-il d'un ton sec. Le travail ne s'arrête pas parce que c'est le jour de mon mariage.

— Tant micux ! commcnta-t-elle, amusée, mais il ne sourit pas. Et moi ? Qu'est-ce que je vais faire ?

Il prit un air presque dédaigneux.

— Ce que vous avez l'habitude de faire.

Elle se dit qu'elle devrait être contente qu'il lui fournisse l'occasion d'aller voir Edward – ce frère qu'elle détestait devoir faire passer pour mort –, mais elle ne put s'empêcher de se sentir blessée.

— Écoute, j'ai fait des recherches, dit Oti en regardant son frère. Je me suis servie de tous les contacts que je pouvais avoir en tant que médecin, pour être bien sûre, et je crois vraiment que tu es un parfait candidat. La chirurgie de greffe des nerfs offre un taux de réussite élevé pour les blessures de la moelle épinière entre les vertèbres C5 et C6.

— Mais cela ne me fera pas remarcher, rétorqua Edward.

Entendre sa colère et son amertume toucha Oti. Non qu'elle l'en blâmât (comment le pourrait-elle ?), mais l'Edward qu'elle avait connu et aimé avait toujours été prêt à plaisanter, à se montrer léger.

Et il lui manquait plus qu'elle ne souhaitait l'admettre.

Elle avait *besoin* de retrouver son frère. À travers tout ce que leur père leur avait fait subir, ils avaient toujours été là l'un pour l'autre. Pour se soutenir, pour discuter, et simplement pour se taquiner comme frère et sœur. Mais l'accident n'avait pas seulement privé Edward de la faculté de marcher ou de bouger ; il lui avait aussi volé sa personnalité.

Et il lui avait fait perdre, à elle, son grand frère.

Sans lui, elle s'était sentie plus seule ces quatre dernières années qu'elle n'aurait pu l'imaginer.

Avant de pouvoir s'en empêcher, elle voulut toucher son alliance et sa bague de fiançailles pour les faire tourner autour de son doigt comme elle l'avait fait toute la nuit précédente, incapable de dormir. Mais elle les avait ôtées avant de venir voir Edward – il les aurait remarquées tout de suite et aurait exigé de savoir ce qu'elles signifiaient, et elle n'avait jamais pu lui mentir.

Comme sa main lui semblait nue sans elles ! Au bout de moins de vingt-quatre heures. Sans chercher à analyser ce que cela signifiait, elle se concentra de nouveau sur son frère.

— Non, cela ne t'aidera pas à remarcher, dit-elle d'un ton égal. Mais cette procédure pourrait te permettre de recouvrer l'usage de tes bras. Tu te rends compte de tout ce que tu pourrais faire, alors ? Tu pourrais manger et boire tout seul, t'habiller, actionner un interrupteur. Tu aurais peut-être même assez de forces pour ouvrir une porte et manœuvrer ton fauteuil roulant. Tu pourrais être de nouveau indépendant, Edward. Tu n'aurais plus besoin d'avoir des aides-soignants vingt-quatre heures sur vingt-quatre pour te nourrir, te laver, et même te gratter le nez quand il te démange. Je sais que tu détestes ça. Avec cette opération, tu pourrais retrouver une certaine qualité de vie.

— Je pourrais, j'aurais peut-être..., répéta-t-il d'un ton lugubre. Est-ce que tu t'entends ?

Sa réaction brisa le cœur d'Oti, mais elle ne pouvait pas le lui laisser voir. C'était là Edward, son frère incroyable, qui était autrefois capable de tout faire. C'était un dur, et il n'avait jamais été un perdant, un pleutre.

Il fallait juste qu'elle fasse resurgir ces qualités en lui.

— Oh ! je suis désolée, tu as un meilleur plan ? Excuse-moi. Je vois que ta vie actuelle est exactement comme tu la souhaites.

— Très drôle.

Mais Oti fut sûre de voir briller quelque chose dans ses yeux. Comme si l'ancien Edward était toujours là, quelque part. C'était la première fois en quatre ans. Mais c'était aussi la première fois qu'elle pouvait lui donner un espoir.

Elle décida d'insister.

— Bien sûr, tu peux te défiler. Prouver à notre père qu'il a raison de te traiter de lâche. C'est ce que tu veux, Edward ? Le laisser gagner en renonçant à toi-même ? À ta propre vie ? En me décevant ?

Pendant un long, un horrible moment, il la fixa sans rien dire. Atterrée, elle était prête à s'excuser quand il esquissa un sourire tordu.

— Qui diable veut laisser gagner cette répugnante vieille brute ?

— Parfait…

Le silence les enveloppa de nouveau. Devait-elle ajouter quelque chose, ou attendre qu'Edward parle ? Elle noua ses doigts sur ses genoux et se força à être patiente. S'il se décidait à tenter l'opération, il fallait que cela vienne de lui.

— Les greffes de nerfs ne sont pas nouvelles, dit-il enfin. Mais elles n'ont jamais vraiment réussi pour les blessures de la moelle épinière.

— Tu es au courant ?

Il soupira.

— Tu crois que je n'ai pas constamment cherché des solutions, assis dans ce maudit fauteuil toute la journée ?

Oti se retint de sourire. Ou de pleurer. Elle ne devait pas crier victoire trop tôt.

Contournant la table, elle s'assit et s'efforça de ne pas paraître trop enjouée. En même temps, elle repoussait à l'arrière de son esprit ce qui l'inquiétait : tout reposait sur le fait que leur père honore la promesse qu'il lui avait faite et paye l'opération.

Alors qu'elle regardait le visage de son frère, elle se dit qu'accepter d'épouser Lukas, en échange, semblait être un petit prix à payer.

Elle n'était pas idiote. Son père aurait toujours trouvé quelqu'un à qui la marier – et une façon de faire pression sur elle pour qu'elle accepte. Elle avait de la chance qu'il ait choisi Lukas et non l'un de ses ignobles amis. Ou l'un de leurs mufles de fils.

Et ce n'était pas comme si elle avait été amoureuse de quelqu'un. Non pas qu'elle n'aurait pas aimé que cela lui arrive, mais son milieu social et son métier rendaient la chose difficile.

Elle ignora la sensation qui la parcourait lorsqu'elle pensait à Lukas. Une simple attirance physique, se dit-elle, rien de plus.

Elle se mit à discuter de l'opération avec Edward, lui décrivant les greffes de nerfs pour la dextérité, les greffes de tendons pour la force.

— Et après, je pourrai de nouveau bouger les bras, comme par magie, dit-il avec un mélange de colère et d'amertume qu'elle comprenait parfaitement.

Elle décida d'être franche pour son bien.

— Pas par magie, déclara-t-elle fermement. L'opération n'est que le début. Après, tu auras des mois de rééducation et d'efforts à fournir.

— Quelle horreur !

— Ou des années, si tu n'y mets pas du tien.

Il ne dit rien pendant un moment. Mais quand il parla, il surprit Oti.

— Alors ce que tu dis, c'est que je vais devoir m'atteler à la tâche. Mais je le ferai parce que je sais que, sinon, je t'aurai sur le dos, toi, ma petite sœur chérie.

Il essayait de plaisanter et elle jugea que c'était un progrès. C'était mieux que de l'entendre dire qu'il était *une tête sur un bâton*. La fois où il s'était décrit ainsi, elle en avait eu le cœur brisé.

— Après tout, il suffira de montrer que j'ai une épine dorsale, au propre comme au figuré, ajouta-t-il.

Puis il se mit à rire. D'un rire gauche, artificiel, mais c'était un rire quand même. Alors, brusquement, Oti fut submergée par l'émotion – l'émotion de retrouver un peu son frère, l'émotion de son récent mariage. Elle se prit la tête dans les mains et se mit à sangloter.

— Ne pleure pas, Tavy, marmonna Edward.

Il ne l'avait pas appelée par son surnom d'enfant depuis des années. Et cela la fit pleurer encore plus fort.

— S'il te plaît ! reprit-il au bout d'un moment. Je me sens impuissant. Je ne peux pas t'enlacer, ni même te prendre la main.

Elle renifla, et, riant et pleurant à moitié, saisit la sienne. Elle avait besoin d'être forte pour lui. Et il n'y avait personne pour être fort pour elle.

Lukas ?

La question surgit dans son esprit, inattendue. Elle l'écarta vivement.

Elle ne pouvait pas confier la vérité à Lukas Woods.

Ni à personne.

— Pardon, dit-elle en s'essuyant les yeux d'un revers de main. C'est juste que j'ai eu deux longues journées. C'est fini, maintenant. Revenons-en à la rééducation après l'opération.

— La partie ardue, grommela-t-il.

— C'est vrai. Mais depuis quand te laisses-tu abattre par un coup de collier à donner ?

— Je ne me laisse pas abattre. Seulement…

Il soupira d'un air frustré.

— Tu crois vraiment qu'ils vont me prendre, Tavy ? Mon accident remonte à presque cinq ans.

— Ils font des progrès tout le temps, Edward.

— Autre chose : comment comptes-tu payer cette opération ?

Oti s'efforça de ne pas paniquer comme il poursuivait.

— Parce que jouer les médecins volontaires au Soudan nourrit peut-être ton âme, petite sœur, mais ne gonfle pas ton porte-monnaie. Et je n'ai rien, puisque père a pris le contrôle de ma société après l'accident. Si je n'avais pas eu une assurance privée, je n'aurais même pas pu être ici.

— Père pourra…

— S'il te plaît, épargne-moi, marmonna Edward. Il ne dépenserait pas une livre pour moi s'il l'avait. Et il a perdu tout ce qu'il avait au jeu, à part la maison.

— Il… il a gagné de l'argent.

— Non, il n'en a pas gagné. Et s'il l'avait fait, il l'aurait déjà joué.

Il la fixa d'un regard acéré et elle dut se retenir pour ne pas se tortiller sur sa chaise. Elle lissa son pantalon de jersey gris, mal à l'aise.

— Alors, Tavy ? Tu n'aurais pas dû me faire miroiter une opération si nous ne pouvons pas la payer.

— Bien sûr que je ne l'aurais pas fait ! protesta-t-elle, horrifiée. Fais-moi confiance. Nous avons les moyens de te faire opérer.

— Comment ?

Un autre regard inquisiteur. Elle n'avait plus le choix, elle devait dire la vérité.

— Je me suis mariée.

Il ne répondit pas, se contentant de la fixer. Et c'était pire, d'une certaine manière. Sans savoir ce qu'elle faisait, elle mit la main dans sa poche, en retira ses bagues et les enfila nerveusement à son doigt. Il n'aurait pas dû lui paraître si… réconfortant de faire ce geste.

— Tu t'es mariée ? demanda enfin Edward, l'air furibond. Pour moi ?

— Non, dit-elle, formulant ce mensonge beaucoup plus aisément qu'elle ne l'aurait cru possible.

— Pour moi, si. Pas avec l'un de ces vieillards libidineux que père te poussait toujours à épouser afin d'éponger ses dettes ?

— Non.

— Pas avec Louis Rockman ? Après ce qu'il a essayé de te faire quand tu étais gamine ? poursuivit Edward, le visage contracté.

— Non.

Oti ne put réprimer un frisson à cette pensée.

— C'est un brillant homme d'affaires. Et il est… *gentil.*

— Mais il « dédommage » néanmoins notre père, n'est-ce pas ? En échange de sa fille ?

— Oui, mais cette fois, j'ai fait promettre à père de payer ton opération.

Son frère soupira.

— Il ne tiendra jamais parole. Tu le sais.

— Il sera obligé de le faire ; c'est mentionné dans le contrat. Alors tu vois, tout le monde y gagne. On ne peut pas me marier deux fois.

Son père pourrait essayer, certes, mais une fois Edward opéré, il n'aurait plus de moyen de pression sur elle.

— Et au moins, de cette façon, j'ai épousé quelqu'un avec qui je peux supporter de rester dans la même pièce, continua-t-elle comme son frère ne disait rien.

C'était censé être une explication pour apaiser Edward, mais Oti se rendit compte que ces mots comportaient une once de vérité.

Puis le souvenir de Lukas dans la cathédrale, et de ce baiser, illumina son esprit et elle fut parcourue d'une chaleur intense.

D'accord, un peu plus qu'une once.

— Qui est-ce ? demanda Edward, ses yeux parcourant son visage avec dureté. Lequel de ses comparses t'a-t-il forcée à épouser, Tavy ?

Elle lutta pour se composer une attitude sereine.

— Lukas Woods.

Il la fixa pendant un si long moment qu'elle ne fut pas sûre qu'il l'ait entendue. Mais alors il répéta, incrédule :

— *Lukas Woods ?*

— Il est…

— Tu ne peux pas être sérieuse, Tavy ?

Bon, au moins il ne se remettait pas à l'appeler Octavia, ce qui signifiait qu'il n'était pas fou furieux. En fait, il ne paraissait pas aussi révolté qu'elle aurait pu s'y attendre.

— Tu l'as déjà rencontré ? demanda-t-elle, sans savoir pourquoi elle posait cette question.

— Oui. Deux fois, il y a plusieurs années. Une fois à une soirée d'affaires, et une fois sur un circuit automobile.

— Lukas pilote des voitures de course, comme toi ? Enfin, comme tu le faisais.

— Non, il était plus versé dans la mécanique. Il aimait construire des prototypes, et il les conduisait juste pour tester leurs performances. Il m'a dit qu'il avait travaillé pour un mécanicien auto quand il était gosse, un de ses premiers métiers. Pendant son temps libre, il allait à la casse et il se servait de ce qu'il trouvait pour fabriquer des moteurs. Je suppose que lorsque sa société a décollé, il a gardé cela comme un hobby.

La première pensée d'Oti fut qu'elle était contente que Lukas plaise assez à son frère. Ensuite, elle se dit que l'opinion d'Edward ne devrait pas lui importer.

— Je l'ai trouvé correct, à l'époque, reprit ce dernier. Alors pourquoi t'a-t-il épousée ? Qu'est-ce que cet accord lui a rapporté ?

Elle n'avait pas envie de le lui dire, mais elle ne pouvait pas non plus lui mentir.

— Père lui a cédé le contrôle de Sedeshire International.

Edward baissa la tête et resta ainsi un moment. Le cœur d'Oti se serra. Autrefois, ses cheveux lui seraient tombés dans les yeux, et il avait l'habitude de passer ses doigts dedans pour les rabattre en arrière. Maintenant, il avait les cheveux courts et ne pouvait plus lever le bras.

Seigneur, comme ce geste simple lui manquait.

— Eh bien, si ma société devait être vendue, mieux vaut qu'elle soit entre les mains de Woods qu'entre celles de père, dit-il enfin.

— Ou celles d'Andrew Rockman, ajouta calmement Oti.

— Bon sang, il était intéressé aussi ?

Elle hocha lentement la tête.

— Alors oui, dit-il avec un soupir résigné. Elle est définitivement mieux dans le portefeuille de Lukas Woods. Mais tu n'aurais pas dû l'épouser. C'est peut-être un mec correct avec un autre mec, mais pas l'homme avec qui je souhaite voir mariée ma petite sœur. Pourquoi l'as-tu fait, Tavy ?

— Parce que c'était soit lui, soit Louis Rockman. Pouvons-nous en discuter plus tard ? Je souhaite me concentrer sur toi, pour l'instant.

Elle tendit la main pour lui toucher la joue.

— Et il est trop tard pour regretter, de toute façon. Ce qui est fait est fait. Alors si tu ne veux pas que père soit le seul à y gagner, tu ferais aussi bien d'accepter.

— Non, Oti.

— Tu le dois !

La frustration et une vieille culpabilité bouillonnaient en elle, la rendant incapable de se contrôler.

— Tu ne serais pas dans cet état sans moi.

— Pour l'amour du ciel, ce n'était pas toi qui conduisais, mais moi ! Tu n'étais même pas dans la voiture avec moi.

— Mais si tu n'avais pas roulé à toute allure pour venir me chercher… Si je ne t'avais pas appelé, paniquée, parce qu'*il* était à cette soirée…

— Arrête, Tavy. Ce n'est pas ta faute.

— Si, dit-elle en baissant la tête, la gorge nouée. Si je ne t'avais pas appelé…

— Alors que se passera-t-il si j'ai un neurone moteur intact ? demanda Edward, changeant brusquement de sujet.

— Quoi ?

Elle releva vivement la tête, en pleine confusion.

— Parle-moi encore de la procédure, grommela-t-il.

Il faisait un effort, de nouveau. Il se reprenait, en dépit de tout. Elle devait en faire autant.

Elle lui adressa un sourire tremblant. Peu importait ce qu'elle avait dû promettre à Lukas ou à son père. Son frère en valait la peine.

Pendant l'heure qui suivit, ils parlèrent de l'opération. Et elle jugea prometteur qu'Edward l'écoute, qu'ils ne se disputent plus.

Tout ce qui lui restait à faire, maintenant, c'était d'appeler son père et d'obtenir les fonds qu'il avait promis de lui donner. Elle s'en occuperait dès qu'elle quitterait son frère.

Le comte avait dû recevoir l'argent, à présent. L'accord stipulait qu'il lui serait transféré par Lukas dès qu'ils sortiraient de cette cathédrale comme mari et femme. Et Lukas avait la réputation d'être scrupuleux en affaires.

Elle espérait de toutes les fibres de son être que son père honorerait sa promesse. Parce que si Lukas s'adoucissait vis-à-vis d'elle, comme elle en avait l'impression, il changerait d'attitude si elle devait aller le trouver pour lui extorquer une somme d'argent supplémentaire.

À ses yeux, elle n'en doutait pas, elle paraîtrait aussi cupide et intéressée que son père.

4.

— Vous voulez bien me dire où vous êtes allée ?

Oti sursauta en refermant la porte de sa suite. Lentement, elle se tourna pour regarder Lukas qui se tenait debout sur le seuil de la sienne et sembla avoir l'impression qu'il s'était tapi là pour la surprendre.

L'expression de ses superbes yeux bleus lui fit l'effet d'une main qui s'introduisait dans sa poitrine, saisissait ce qui lui servait de cœur et le tordait.

— Qu'y a-t-il, Octavia ? ajouta-t-il d'un ton plus doux.

Ces mêmes yeux s'écarquillèrent, comme si elle ne s'était pas attendue à ce qu'il se préoccupe d'elle. Ni à de la gentillesse de sa part.

Il éprouva alors quelque chose qui ressemblait bel et bien à du remords.

Elle secoua la tête, visiblement troublée.

— J'étais juste... J'ai téléphoné à mon père.

— Ah oui ?

Elle ne répondit pas. Il ne fut même pas certain qu'elle l'avait entendu.

— Octavia ?

Elle releva brusquement la tête et son regard croisa de nouveau le sien. Puis... quelque chose changea. L'atmosphère autour d'elle se modifia. Elle secoua ses magnifiques cheveux blonds, les rejetant sur ses épaules, et s'avança dans la pièce, passant devant lui.

— Pour répondre à votre première question, j'étais sortie, déclara-t-elle d'un ton léger.

Une bouffée de colère le submergea.

— Je peux le voir. Sortie où ?

— Qui êtes-vous ? Mon père ?

Elle eut un bref sourire en laissant tomber son sac sur une chaise. Puis elle ôta sa longue écharpe et enleva ses boucles d'oreille. Il l'observait, figé, se sentant des envies de meurtre.

— Non, Octavia.

Il pénétra à grands pas dans la chambre.

— Je suis votre mari. Avez-vous besoin que je vous le rappelle ?

Soudain, il fut choqué par la vive jalousie qu'il éprouvait. Il n'aurait su dire s'il était surtout contrarié par sa femme ou dégoûté par sa propre attitude. Peut-être parce qu'il avait été incapable de chasser de son esprit des images d'elle ne portant que d'exquis sous-vêtements de dentelle blanche qu'il brûlait de lui arracher avec les dents… Ce qu'il avait entraperçu la veille.

Il avait fini par se convaincre qu'il avait réussi à se débarrasser de cette vision. Toute la journée, au travail, il avait prétendu ne plus penser à elle. Puis il était rentré chez lui, ce soir-là, et avait trouvé la maison désertée par Octavia.

Son chauffeur était parti aussi.

Et maintenant elle venait de rentrer comme si elle flottait sur un nuage, arborant un air radieux qu'il reconnaissait pour l'avoir vu sur les femmes avec qui il avait couché par le passé. Seulement… Il n'avait pas couché avec elle, ce qui ne pouvait signifier qu'une chose.

Et il avait beau se dire qu'il s'en moquait, une sorte de rage primaire bouillait dans ses veines.

Il *aurait dû* s'en moquer.

Mais depuis leur maudit baiser à l'autel, il s'était senti aussi nerveux qu'un adolescent. Il n'avait pas été concentré pendant une importante réunion d'affaires, ce jour-là, et avait été incapable de se distraire par les plus violents des exercices physiques.

— Je sais que vous êtes mon mari, dit-elle calmement, le ramenant à l'instant présent. Nous nous sommes mariés il y a moins de vingt-quatre heures ; je ne vais sûrement pas l'oublier.

— Alors où étiez-vous ? marmonna-t-il avec le sentiment de ne pas se reconnaître.

Qu'y avait-il chez cette femme qui le mettait sens dessus dessous ?

Elle mit les mains sur ses genoux d'un geste si posé que cela l'irrita encore plus. Puis elle tourna la tête vers lui.

— Pourquoi cela vous concerne-t-il ?

Il ne répondit pas, incapable de trouver les mots tant il était furieux. Des émotions qui ne lui étaient pas familières, et qu'il n'appréciait pas du tout, le traversaient. Il ne savait même pas ce qu'il faisait.

Mariage de convenance ou pas, il avait décidé, par respect, de ne pas avoir d'aventures extraconjugales. Il s'était attendu, pour le moins, à ce qu'elle montre la même courtoisie.

Ils venaient juste de célébrer la cérémonie, pour l'amour du ciel !

Lukas s'obligea à aller jusqu'à une chaise sur laquelle il se laissa choir d'un air insouciant et croisa les bras derrière sa tête. Il n'était pas utile que sa nouvelle épouse sache à quel point il était tendu.

Puis il l'observa tandis qu'elle parcourait son torse du regard avant de prendre une petite inspiration. Se passer la langue sur les lèvres. Il en ressentit de l'excitation.

Cette attirance entre eux était toujours là. C'était déjà quelque chose. Il pouvait se servir de ce fait à son avantage.

Est-ce vraiment tout ? demanda une petite voix dans sa tête.

Il choisit de l'ignorer.

— Peut-être n'ai-je pas été clair sur ce point, mais je suis très protecteur vis-à-vis de ce qui m'appartient. Et comme vous venez de le dire, nous nous sommes mariés hier.

— Ah bon ? Je ne pensais pas que nous suivrions ce genre de règles, dit-elle, le surprenant.

— Eh bien si.

— Tous les deux, ou seulement moi ?

Pendant un long moment, Lukas la fixa. Puis il commença

lentement à comprendre ce qui se passait. Ce qui lui donna envie de crier victoire.

Inexplicablement.

— Il s'agit donc de cela ?

Il eut un grand sourire et elle le regarda en fonçant les sourcils comme si elle ne savait pas très bien ce qui avait causé ce retournement.

— D'échanger coup pour coup ? ajouta-t-il. Vous pensez que je vais courir le guilledou, alors vous voulez marquer un point la première ?

— Je « pense » que vous allez être infidèle ? dit-elle avec dédain. Je ne le « pense » pas, Lukas. J'en suis sûre. Il suffit de voir votre réputation.

— Et donc vous avez l'intention d'en faire autant ?

Il n'aurait su dire comment il réussit à rester assis.

En particulier lorsqu'elle haussa les épaules avec désinvolture.

— Pourquoi pas ?

— Ceci ne continuera pas maintenant que nous sommes mariés, dit-il calmement.

Il prit comme une victoire de la voir se raidir.

— Je vous demande pardon ?

Il afficha un nouveau sourire. Il ne comprenait pas ce qu'il faisait, ni pourquoi il se sentait tellement… décalé par rapport à lui-même. Mais peu importait.

— Qui que vous ayez rencontré cet après-midi, vous ne le reverrez plus. C'est bien compris ?

— Je connais votre réputation, reprit-elle d'un ton trop égal, en ôtant un fil inexistant de son pantalon en jersey qui la moulait si délicieusement.

Il avait remarqué cette habitude, chez elle, lors de leur première rencontre, cinq mois plus tôt. Mais il n'aurait su dire pourquoi il y avait accordé une telle attention.

— Le monde entier la connaît, évidemment, poursuivit-elle en le regardant, les sourcils froncés. Et ce n'est pas ce qu'une jeune mariée a plaisir à entendre.

— Ah oui ? dit-il, sa belle bouche pleine le troublant.

Il se dit que c'était l'effet du whisky qu'il avait bu dans la limousine, en rentrant. Mais il savait bien que non. L'alcool s'était à coup sûr dissipé durant ses deux heures d'exercice physique.

En face de lui, Oti haussa les épaules.

— Vous aimez mordre dans la vie à pleines dents. Vous buvez, vous jouez, vous faites la bringue.

— Je « fais la bringue » ?

Elle plissa les paupières.

— Mon vocabulaire vous gêne ?

L'amusement releva les coins de la bouche de Lukas.

— Pardonnez-moi, *Lady* Octavia.

Elle le fusilla du regard, et cela le ravit plus que cela n'aurait dû.

— Ce que je veux dire, insista-t-elle d'un ton irrité, c'est que vous êtes connu pour avoir une kyrielle de maîtresses. Alors je voudrais savoir si vous avez l'intention de poursuivre ces nombreuses liaisons.

Cette idée le tentait fort peu, tout à coup, ce qui le rendit perplexe.

— Cela importe-t-il ?

— Oui, quand vous décidez qui j'ai le droit de voir ou pas maintenant que nous sommes mariés. J'aimerais savoir à quelle sauce je vais être mangée.

— Il n'est pas question de sauce, répondit-il, les dents serrées.

Il avait du mal à se concentrer et se sentait la tête à l'envers.

— Vous ne prendrez pas mon chauffeur pour aller rencontrer d'autres hommes. Vous n'aurez pas de liaisons.

— Et vous ? riposta-t-elle. Non pas que je me soucie des aventures en elles-mêmes, bien sûr. C'est surtout que je ne souhaite pas être ridiculisée.

Assise sur le lit, elle se pencha en arrière, les bras tendus. Il suspecta qu'elle ne se doutait pas de la façon dont cette position mettait sa poitrine, moulée par un haut ajusté, en valeur. Et elle n'avait aucune idée non plus de l'effet que son attitude candide produisait sur lui.

Il n'avait jamais eu beaucoup de goût pour les femmes

douces jusqu'ici. Il préférait celles qui savaient dans quoi elles se lançaient avec lui. Il se flattait d'être un amant attentif et généreux. Mais il ne s'était jamais préoccupé de fantaisies comme leur ôter leurs vêtements un à un, lentement, délicatement. En prenant son temps, avec délicatesse.

Or c'était ce qui envahissait ses pensées depuis qu'Oti avait traîné cette robe de mariée insensée à travers sa maison la veille au soir.

Depuis qu'il avait ouvert cette porte et l'avait vue là, debout dans ces minuscules bouts de dentelle, telle une sorte de pin-up érotique en chair et en os.

— Est-ce que vous vous offrez comme une option ? demanda-t-il sans répondre à sa question.

Sa voix était rauque. Il se reconnaissait à peine. Comme il ne reconnaissait pas l'espèce de créature primale qui l'habitait et lui faisait faire un pas après l'autre pour se rapprocher d'elle. Du *lit* sur lequel elle était assise.

Il ressemblait trop à son goût à un adolescent inexpérimenté et empressé.

— Si vous me voulez pour vous, *my lady,* il vous suffit de le dire.

Elle laissa échapper un petit rire sensuel qui se drapa comme un poing autour de son bas-ventre. Un poing très doux, mais ferme, à la manière d'Octavia.

Bon sang, qu'est-ce qui n'allait pas chez lui ? Il n'avait même pas *envie* de la désirer, car elle était tout ce qu'il détestait, de son style de vie à sa moralité. Certes, elle aurait pu faire l'affaire pour une seule nuit de satisfaction mutuelle. Mais ce n'était pas une bonne idée de compliquer les choses dans le cadre de leur arrangement clair et net, sans équivoque. Pourquoi brouiller les lignes avec une femme qu'il devrait voir jour après jour dans un avenir prévisible ?

Il continua à avancer.

— Je me rends compte que vous pouvez trouver cela difficile à comprendre, étant donné le nombre de femmes qui vous poursuivent pour passer une nuit avec vous, mais vous n'êtes pas du tout mon genre, Lukas. Je ne suis pas attirée par vous le moins du monde.

Un sentiment de victoire l'envahit. Il eut envie de lever un poing triomphant.

Car là, enfin, il savait qu'elle mentait.

Il connaissait les femmes, et il savait comment sa nouvelle épouse l'avait regardé. La veille, pour leur mariage, et la première fois qu'ils s'étaient rencontrés. Il ne lui plaisait peut-être pas beaucoup, et elle aimait peut-être encore moins sa réputation, mais elle *était* attirée par lui. Elle ne pouvait rien y faire, son beau corps sexy le lui criait.

— Je sais que vous me désirez, dit-il d'un ton sourd, savourant la sensation qui le traversait. Je peux le voir à la façon dont vous réagissez à moi à chaque instant.

— Je ne fais rien de tel, protesta-t-elle d'un ton peu assuré.

Une révélation.

— Voudriez-vous que nous fassions un test ? demanda-t-il, taraudé par le désir.

Elle marqua une hésitation.

— Quel genre de test ?

Mille idées lui passèrent par la tête, toutes plus osées les unes que les autres. Il se hâta de les écarter.

— Un baiser, dit-il simplement.

— Un baiser ?

Elle l'observa, et comme si elle l'avait parcouru du bout des doigts, il frissonna.

— Oui. Si vous réagissez, vous admettrez cette attirance. Sinon… Mais ça n'arrivera pas.

— Quelle humilité ! ironisa-t-elle.

Mais elle fronça les sourcils, comme si elle essayait de déceler un piège.

— C'est tout ?

— C'est tout, dit-il, lui intimant en silence d'accepter.

À quand remontait la dernière fois où il avait désiré si ardemment quelque chose ?

Oti mordillait ses lèvres tandis qu'elle soupesait le marché qu'il lui proposait.

Puis elle releva la tête, haussant le menton d'un air de défi.

— Oui, pourquoi pas ? Un baiser pour vous prouver que vous avez tort.

La façon dont elle se redressa, croisa les mains sur ses genoux, ferma les yeux et pencha la tête de côté faillit le faire rire.

Avant de changer d'avis, il la saisit dans ses bras et la souleva du lit.

— Attendez… Où m'emmenez-vous ?

Sans un mot, il sortit de la chambre pour se rendre dans le salon. Là, il se laissa tomber sur un canapé avec Octavia sur ses genoux.

Elle batailla pour se redresser.

— Que faites-vous ?

— Je vous tranquillise… J'ai pensé que vous préféreriez faire ce test ici, plutôt que sur un lit. Je ne sais pas si je peux vous faire confiance pour ne pas vous laisser emporter.

Il mentait car il se fiait à peine à lui-même.

— Bon, marmonna-t-elle d'une voix altérée, sans même essayer de nier.

Ce qui plut assez à Lukas. Comme lui plaisait la chaleur de ses jolies fesses sur son sexe tendu.

— Et maintenant ? demanda-t-elle.

Le tremblement dans sa voix trahit son désir, exactement comme il l'avait espéré.

Il l'encouragea à passer les bras autour de son cou et pencha la tête vers elle. Ce faisant, il inhala cette fraîche fragrance qu'il avait déjà sentie dans la cathédrale. Elle évoquait plus un shampoing aux fleurs tropicales qu'un parfum lourd et capiteux – la faisant paraître encore plus innocente.

— Et maintenant ? répéta-t-elle.

Il ne put se retenir plus longtemps. Courbant la tête, il n'attendit pas, il ne la prévint pas. Il prit sa bouche.

Tout en Oti sursauta violemment, comme si elle avait touché une des barrières électrifiées qui avait été édifiée autour du camp, au Soudan.

Sauf que c'était beaucoup, beaucoup plus agréable.

Lukas était tout aussi chargé d'électricité, tout aussi affolant. Et quelque chose ne devait pas bien aller chez elle car elle adorait ça.

La façon délicieuse dont sa bouche s'écrasait sur la sienne, les mouvements exquis de sa langue habile.

Les bras passés autour de son cou, elle l'attira plus près, pressant son corps plus étroitement contre le sien. Sentir son sexe dur ne fit rien pour atténuer la sourde pulsation qu'elle éprouvait entre les jambes. Et il n'y avait rien à faire, elle ne pouvait pas faire taire ces sons éloquents qui sortaient de sa gorge, des bruits avides, emplis de désir.

Mais, pour sa part, Lukas ne paraissait pas mieux se contrôler. Son sourd gémissement lorsqu'elle avait bougé sur lui avait coulé en elle comme du miel. Elle voulut recommencer, mais cette fois, il détacha sa bouche de la sienne.

— Faites très attention, dit-il, sa voix si rauque de désir qu'elle sentit les pointes de ses seins se dresser. Je vous suggère de ne pas provoquer quelque chose à quoi vous n'êtes pas préparée.

Ne sachant pas très bien ce qu'elle faisait, n'ayant jamais couché avec un homme, Oti baissa la tête pour lui mordiller le cou.

— Je suis plus que prête à en découdre avec ce que je réveillerai, murmura-t-elle.

Il n'hésita pas et s'empara de nouveau de sa bouche comme s'il voulait la marquer de son empreinte. Puis il sema des petits baisers le long de sa mâchoire, la faisant gémir doucement, avant de descendre vers son cou gracieux et le creux sensible de sa clavicule.

Malgré elle, Oti devint toute molle entre ses bras et se moula contre lui, comme elle l'avait fait à la cathédrale. Sauf que cette fois, sans public, elle laissa ses mains se promener librement sur le beau torse sculpté, décidée à en explorer chaque centimètre.

Mais elle avait de plus en plus de mal à se concentrer, tandis que Lukas traçait des volutes sensuelles sur sa peau. Il finit par atteindre le profond décolleté en *v* de son corsage. Sa bouche, sa langue caressèrent le haut de sa poitrine puis plongèrent sous l'étoffe.

Ensuite, elle ne put penser qu'à une chose : qu'elle désirait davantage, qu'elle avait envie de lui. Alors, comme s'il lisait en elle, Lukas passa les doigts sous le bas de son corsage et le lui ôta avec une habileté impressionnante.

— Vous avez de l'entraînement, dit-elle, tentant de plaisanter.

Mais lorsqu'elle le vit toucher la délicate dentelle bleu électrique de son soutien-gorge, l'air subjugué, elle eut du mal à respirer, et encore plus à parler.

— Superbe…, commenta-t-il d'une voix sourde.

Puis il la débarrassa du sous-vêtement, la laissant dénudée, et elle se sentit plus féminine et plus dévergondée qu'elle ne l'avait jamais été.

Les yeux de Lukas étaient presque noirs de désir, de ce même désir qu'elle éprouvait dans les parties les plus intimes de son corps que personne n'avait jamais touchées. Joignant son regard au sien, il prit un de ses seins dans sa paume et se mit à le caresser de ses lèvres.

Une sorte de son primitif échappa à Oti. Son corps s'arqua, comme pour mieux s'offrir à lui. Et pendant un très long moment il la caressa ainsi, avec dévotion comme si elle était infiniment précieuse, passant son pouce sur les pointes dressées de ses seins, les prenant dans sa bouche, les léchant délicieusement.

Elle se dit que s'il continuait ainsi elle allait atteindre l'orgasme, et que ce serait embarrassant. Mais elle s'en moquait. Jamais, dans ses rêves les plus fous, elle n'aurait imaginé qu'elle et Lukas se retrouveraient en train de vivre des instants aussi vibrants, aussi intenses.

Mais, soudain, la réalité de leur situation lui revint et lui fit l'effet d'une douche froide. Elle se raidit. Lukas releva immédiatement la tête.

— Qu'y a-t-il ?

Entièrement prise par le plaisir exquis qu'il lui donnait, elle avait oublié ce qui s'était passé juste avant.

Elle avait appelé son père dès qu'elle avait quitté Edward, lui demandant sa part de l'argent qu'il avait extorqué à Lukas. La part qu'il lui avait promise. Il avait eu un rire dur, se moquant d'elle, et avait raccroché. Oubliant sa promesse, comme elle avait craint qu'il le fasse.

Demander à Lukas l'argent nécessaire à l'opération d'Edward était maintenant la seule solution qui lui restait.

— Je dois vous demander…

Elle s'interrompit. Elle avait terriblement envie de ravaler ces mots, de savourer simplement cette soirée avec Lukas. De le laisser lui montrer tout ce qu'elle avait manqué durant toutes ces années. Mais le sort de son frère était la seule raison pour laquelle elle avait accepté ce mariage arrangé. Serait-elle assez égoïste pour faire passer quelques heures de plaisir charnel avant les besoins d'Edward ?

Elle se redressa, très consciente qu'elle était à moitié nue, et garda ses bras autour du cou de Lukas, comme si cela pouvait lui conférer un peu de dignité.

Si elle lui disait la vérité ? Elle pourrait peut-être faire appel à son sens de la décence. Elle était certaine qu'il en possédait, plus que ce qu'elle avait pensé au début, et plus que son père n'en avait jamais eu.

Mais si jamais il utilisait ce qu'elle lui révélerait pour faire pression sur elle, comme son père l'avait fait ? Pouvait-elle réellement faire confiance à un homme qu'elle connaissait à peine, simplement parce qu'il éveillait son corps au plaisir d'une façon qu'elle n'aurait jamais pu imaginer ?

— Qu'y a-t-il, Octavia ? s'enquit-il de nouveau, avec une expression inquiète qui ne fit qu'accroître sa culpabilité.

— Je dois vous demander une faveur, reprit-elle, en humectant de sa langue ses lèvres sèches.

Lukas s'était figé sous elle, tendu, mais elle s'obligea à continuer.

— Comme vous l'avez dit, la consommation de ce mariage ne faisait pas partie de l'accord que vous avez passé avec mon père.

— L'accord ? répéta-t-il d'une voix où perçait la fureur.

Toutefois elle continua. Pour Edward.

— Oui, l'accord. Vous avez obtenu la société de mon frère, mon père a reçu de l'argent en retour et s'est débarrassé de moi par la même occasion. Mais maintenant c'est mon tour.

— Votre tour ?

Elle ne put se méprendre sur son expression de dégoût. Il lui détacha les mains de son cou et la repoussa vivement.

— Je veux retirer quelque chose de cette affaire, moi aussi.

— C'était tout ce que vous cherchiez en vous laissant embrasser ? s'exclama-t-il, mordant. De l'argent ?

— Non ! se récria-t-elle avant de se rendre compte qu'elle commettait une erreur. Si, mais… pour une bonne raison.

Elle se sentait terriblement malheureuse.

— Épargnez-moi vos mobiles, Octavia, dit-il d'une voix dure qui la déchira intérieurement. Je ne veux pas les entendre. Vous êtes bien la fille de votre père. Combien ?

— Lukas… Je vous en prie…

— Combien ? répéta-t-il.

N'osant pas se défendre davantage, elle lui indiqua une somme qui couvrirait les frais de l'opération. Tout en déplorant amèrement la trahison de son père qui la mettait dans cette situation.

— Vous aurez votre argent.

— Lukas, s'il vous plaît, sachez que…

— L'argent sera sur votre compte, dit-il d'un ton coupant. Vous n'avez pas besoin de vous prostituer pour l'avoir.

Puis, avant qu'elle puisse ajouter quoi que ce soit, il traversa la pièce à grands pas pour regagner sa propre suite. Quand elle entendit la clé tourner dans la serrure, elle comprit qu'il la rejetait.

Elle ne pouvait guère l'en blâmer. Elle se jeta sur les coussins moelleux de son lit et se mit à sangloter.

Mais elle n'avait pas eu le choix.

La journée n'aurait pas pu plus mal se terminer. Et c'était sa faute.

5.

S'adossant aux moelleux coussins crème de la limousine, Oti combattit l'envie de fermer les yeux.

Elle n'avait pas dormi ces deux derniers jours, se tournant et se retournant chaque nuit, tandis que ses pensées revenaient sans cesse à Lukas. Et à ce baiser.

Tout son corps s'enflammait dès qu'elle se le remémorait. Personne, jamais, ne lui avait fait ressentir ce qu'il lui avait fait ressentir. Ne l'avait emplie à ce point de désir.

Après ce qui lui était arrivé lors de cette horrible nuit, près de quinze ans auparavant, elle en avait conclu que personne ne parviendrait jamais à l'émouvoir. Que quelque chose ne devait pas aller chez elle. Pourquoi avait-elle laissé cet épisode la hanter toutes ces années, et jeter son ombre sur toute relation qu'elle avait pu nouer avec un homme ?

Elle avait été sauvée du pire, après tout. D'autres femmes traversaient des épreuves bien plus graves. Pourquoi, ensuite, n'avait-elle pas éprouvé les mêmes pulsions sexuelles que les autres filles de son âge ?

Puis Lukas était entré dans sa vie et elle avait senti quelque chose se modifier en elle dès leur première rencontre. Comme s'il avait réussi à la libérer de ces couches pesantes qui l'opprimaient.

Elle avait trouvé leur baiser à l'église assez déstabilisant, mais ce qui s'était passé l'autre soir avait fait complètement basculer son univers.

Elle ne pouvait cesser de se rejouer cette scène. Elle se la repassait en boucle, une boucle qu'elle n'avait pas envie d'interrompre. Ce qui rendait son mari d'autant plus dangereux pour elle. Comme elle avait toujours pensé qu'il l'était.

Comme elle avait désiré qu'il continue à l'embrasser, à la caresser. Elle s'était sentie merveilleusement désirée, désirable. Mieux encore, il lui avait donné l'impression qu'elle était une femme normale, à qui il ne manquait rien d'essentiel. Comme si elle l'avait simplement attendu, *lui*, pendant tout ce temps, pour devenir enfin complètement elle-même. Et elle avait été incapable de lui résister.

S'il ne s'était pas arrêté, elle ne doutait pas qu'elle se serait donnée à lui sur ce sofa de sa suite.

Elle aurait offert sa virginité à un homme à qui elle plaisait à peine, et qui l'aimait encore moins.

Elle aurait pu se demander à quoi elle pensait – si elle avait été capable de penser tout court.

Edward avait raison. Elle avait joué avec le feu dès l'instant où elle avait accepté le plan grotesque de son père de la marier à un homme comme Lukas Woods. Et si elle avait pu se dire qu'elle se sacrifiait pour son frère, en réalité la vérité était beaucoup moins noble.

Elle avait voulu Lukas dès cette première rencontre. Elle l'avait voulu d'une façon terriblement excitante, et totalement charnelle. Son corps avait reconnu ce désir évident, même si son esprit avait refusé de l'accepter.

Mais il lui était de plus en plus difficile de se mentir. Elle avait beau avoir tout ce qu'elle voulait, en théorie – elle avait reçu l'argent de Lukas sur son compte –, cette aspiration pressante à autre chose ne voulait pas disparaître.

Une partie d'elle-même voulait désespérément son mari. Physiquement, bien sûr, pas émotionnellement. Elle n'était pas folle à ce point. Le fait qu'elle n'ait pas eu à coucher avec lui à la suite de leur mariage lui indiquait quel genre de personne il était. Il possédait un honneur certain ; ce qui ne collait pas avec la réputation implacable qui était la sienne. Et néanmoins, elle brûlait d'être à lui.

Tout ceci était tellement perturbant. Elle ne pouvait chasser de son esprit les regrets que lui laissait la dernière soirée qu'ils avaient passée ensemble. Ni ignorer la douleur qu'elle éprouvait quelque part dans sa poitrine.

Peut-être que parler de nouveau à Edward, ce jour-là, lui permettrait d'éclaircir un peu les choses. Pouvoir lui assurer que l'opération était possible – si les tests démontraient qu'il était un candidat éligible –, que l'argent n'était plus un obstacle, devrait lui ôter les derniers lambeaux de culpabilité qui lui restaient.

— Vous vous servez de nouveau de mon chauffeur ?

Pour la troisième fois en trois jours, Oti fut prise de court par son mari de convenance. Elle le regarda, horrifiée, se glisser sur le siège arrière en face d'elle. Elle essaya, sans succès, de s'empêcher de boire des yeux ses longues jambes musclées, que son costume bien coupé mettait en valeur. Il les étendit devant lui d'un mouvement languide, invitant pratiquement son regard à les parcourir de bas en haut.

Elle poussa un soupir frustré. Même là, à l'arrière d'une voiture, il exhalait une impression de pouvoir. Un pouvoir qui lui allait à la perfection, comme tout le reste.

— Que faites-vous là, Lukas ? demanda-t-elle d'une voix plus éraillée qu'elle l'aurait souhaité.

— Je vais au bureau. Certains d'entre nous travaillent pour gagner leur vie.

Elle se mordit la lèvre inférieure pour s'empêcher de répondre. Inutile de lui parler de son métier, à elle ; peu lui importait ce qu'il pensait.

Si seulement elle pouvait le croire.

— Vous ne conduisez pas vous-même ? Vous l'avez fait, les derniers jours.

— Vous n'avez pas utilisé mon chauffeur, ces derniers jours.

— Alors vous êtes ici seulement parce que j'y suis ?

— Après la dernière fois, pouvez-vous m'en blâmer ?

La honte et la colère se mêlèrent en Oti et elle ouvrit la bouche pour répondre, mais à ce moment-là, le chauffeur les avertit d'un accident un peu plus loin sur la route.

— La circulation est bloquée, monsieur, précisa George. Nous pourrions faire un détour.

— D'accord, répondit Lukas.

Le cœur d'Oti se noua davantage. Faire un détour qui allongerait le trajet, avec la tension déjà palpable dans la voiture ? Elle n'avait pas besoin de cela.

Comme ils roulaient en silence, Oti s'obligea à regarder par la vitre. Elle n'avait aucune envie d'engager la conversation avec son mari.

Alors qu'ils s'arrêtaient à un feu rouge, son regard fut attiré par ce qui se passait dans une voiture garée sur le bas-côté ; il lui fallut quelques instants pour comprendre ce qu'elle voyait.

— Arrêtez-vous ! cria-t-elle comme George redémarrait.

Elle nota vaguement que Lukas dut répéter cet ordre pour que le chauffeur obéisse.

— Que se passe-t-il ? demanda-t-il d'une voix sourde.

— Ouvrez les portières, George ! commanda Oti. *Tout de suite.* Je pense que la femme dans cette voiture est en travail, et elle est toute seule.

Il y eut un déclic et elle sortit précipitamment de la limousine pour se ruer vers l'autre véhicule. Quand elle atteignit le côté du passager, elle s'aperçut que Lukas était près d'elle.

— George appelle une ambulance, dit-il d'un ton bref. Je ne pense pas qu'il soit sage d'intervenir. Mieux vaut laisser faire les professionnels quand ils arriveront.

Sans répondre, Oti frappa à la vitre de la voiture.

— Je m'appelle Oti, je suis médecin. Je vais vous aider.

En poussant un grognement, et le visage crispé, la femme réussit à déverrouiller la portière, qu'Oti ouvrit toute grande.

— Mon mari… a oublié son portable dans la panique du départ. Il… il est parti en courant à la station d'essence, un peu plus bas, pour téléphoner. Il est avec notre fils, expliqua la future mère.

— D'accord. C'est donc votre deuxième enfant ? Comment vous appelez-vous ?

— Debi… Et c'est mon second, oui. Le travail… a duré dix heures, pour le premier. Celui-ci ne peut pas… arriver si vite !

Oti eut un petit rire.

— Les deuxièmes sont souvent plus rapides. Ne vous inquiétez pas. Je vois que vos contractions sont rapprochées. Il faudrait que nous vous installions à l'arrière pour que je puisse vous examiner.

Elle sentit la main de Lukas sur son coude.

— Attendez les secouristes, grommela-t-il.

— Je suis médecin, dit-elle en tentant de se dégager.

Il resserra son emprise.

— Vous avez dû acheter votre diplôme ! Ça ne fait pas de vous un médecin opérationnel. Vous ne pouvez pas jouer les super-héros avec le bébé de cette femme.

Oti soupira. Tant pis pour les secrets de sa vie privée. Cette femme avait besoin d'elle.

— Pour l'amour du ciel, Lukas, je *suis* une professionnelle. Ces quatre dernières années, je ne me faisais pas bronzer sur des plages exotiques. Je travaillais au Soudan, dans un camp médical, et il arrivait que notre petite unité mette soixante bébés au monde en une seule journée. Je sais ce que je fais.

Plus tard, elle savourerait l'expression stupéfaite qui passa sur le visage de son mari. La façon dont il cessa brusquement de la regarder avec un mélange de pitié et de dédain. L'instant où il commença à la voir sous un autre éclairage.

Mais plus tard seulement. Dans l'immédiat, elle avait du travail.

— Allez chercher la trousse de premiers secours dans la limousine, poursuivit-elle. Il me faut des gants et un désinfectant.

Pendant qu'il obéissait, elle aida Debi à s'allonger sur le siège arrière de la voiture et la mit en position. Puis Lukas revint avec ce qu'elle avait demandé.

— Bon, Debi, tout va bien se passer. J'ai juste besoin de voir à quel point vous êtes dilatée, et de vérifier si je peux sentir la tête du bébé.

— L'ambulance est en route, murmura Lukas. Mais elle est bloquée par l'accident que nous avons évité.

Hochant la tête, Oti se mit à genoux pour commencer son examen. Quelques minutes plus tard, elle se releva avec un grand sourire.

— La dilatation est complète, Debi, et je peux voir la tête du bébé. Ce petit est visiblement pressé de vous connaître, et je ne pense pas que nous pourrons attendre l'arrivée de l'ambulance.

— Je ne peux pas accoucher ici ! protesta la jeune femme. Sur la route, à l'arrière de la voiture !

— Cela arrive plus souvent que vous ne le pensez, dit Oti d'une voix apaisante. Lukas, pouvez-vous m'apporter de l'eau, des serviettes en papier ou quelque chose dans ce genre et des ciseaux ?

Puis elle le regarda de haut en bas, son regard s'arrêtant sur ses chaussures.

— Et donnez-moi vos lacets.

Son bref signe de tête, avant qu'il s'exécute, fit éprouver une bouffée de satisfaction à Oti. C'était comme si quelque chose avait changé entre eux. En bien. Elle écarta ce sentiment et se concentra pour aider Debi à rester calme et à respirer correctement.

Mais le bébé arrivait vite.

— Poussez ! ordonna-t-elle. *Poussez !*

Avec un cri sonore, la parturiente poussa et l'enfant glissa entre les mains d'Oti.

— Voilà des ciseaux, de l'eau, des serviettes en papier et la couverture de la voiture, annonça Lukas derrière elle.

Quand elle se retourna, il laissa échapper une exclamation horrifiée, contemplant le nouveau-né avec stupeur. Dans d'autres circonstances, il aurait été comique de voir le tout-puissant Lukas Woods aussi déstabilisé.

— Étalez les serviettes sur le siège, ordonna-t-elle. Vite.

À son crédit, il se ressaisit aussitôt et obéit. Oti put nettoyer le bébé et le masser avant d'entendre enfin son magnifique premier cri.

— Lacets et ciseaux, demanda-t-elle.

Sans un mot, il les lui tendit. Consciente de son regard gris posé sur elle, elle noua le cordon ombilical et le coupa. Puis elle enveloppa l'enfant dans la couverture et donna le précieux paquet à la mère qui pleurait de joie.

— Voici votre fille. Dix doigts, dix orteils et des poumons en pleine forme.

— Mon mari… ?

— Je vais à sa rencontre, dit Lukas sans hésiter. Je le mettrai au courant.

Lorsqu'il s'en alla, Oti se sentit presque soulagée. Elle pouvait décompresser un moment. Elle ne doutait pas que son mari aurait des questions à lui poser, mais loin de les redouter comme elle l'aurait fait quelques jours plus tôt, elle les attendait au contraire avec impatience.

Ce serait une chance de laisser voir à Lukas qui elle était vraiment, et peut-être de gommer l'opinion peu flatteuse qu'il avait eue d'elle jusqu'alors.

Elle savait que le jugement qu'il portait sur elle n'aurait pas dû compter autant à ses yeux, mais c'était ainsi, elle n'y pouvait rien.

Elle bataillait encore avec ses pensées quand Lukas revint avec le père dans tous ses états, et son fils aîné assez dérouté par les événements. Tous deux s'écartèrent pour laisser la famille tranquille tandis qu'ils attendaient l'ambulance.

— Vous auriez dû me le dire, dit sèchement Lukas au bout d'un moment.

Comme elle était en train de jeter les serviettes souillées à la poubelle, elle s'arrêta.

— M'auriez-vous crue ? demanda-t-elle doucement.

— J'aurais fait faire une enquête.

— Donc vous ne m'auriez pas crue. Vous ne vous seriez pas fié à ma parole.

Il marqua une hésitation. Lui, l'homme réputé pour ne jamais hésiter. Elle eut la sensation d'une petite victoire, et s'en voulut d'y accorder de l'importance.

— Pourquoi laissez-vous les gens vous dépeindre comme une mondaine superficielle, une fêtarde qui passe son temps en vacances sous les tropiques ? ou les laissez-vous croire que vous êtes une nouvelle fois en désintoxication ?

Elle releva la tête pour le regarder.

— Quelle différence cela fait-il ?

— Quelle différence ? s'exclama-t-il, l'air choqué. Regardez ce que vous venez de faire. C'était… *incroyable*.

Il secoua la tête comme s'il ne trouvait pas les mots pour exprimer ce qu'il ressentait et elle ne put nier qu'une boule de fierté enflait en elle devant l'admiration qui avait percé dans sa voix.

Lukas Woods la trouvait incroyable.

— Qu'avez-vous à gagner à ne pas dire la vérité ? demanda-t-il avec colère.

Elle haussa une épaule.

— La vérité est déformée par ce que les gens veulent voir.

— Raison de plus pour faire savoir qui vous êtes !

— Ils ne voudraient pas l'entendre, rétorqua-t-elle d'un ton égal.

— Eh bien, il faut les forcer à le faire.

— Pourquoi ? Quelle importance a leur opinion, pour moi ? Vous ne vous laissez certainement pas affecter par ce que les gens pensent de vous…, ajouta-t-elle.

— Ils ne me prennent pas pour quelqu'un de futile et de superficiel.

— Mais moi, je sais que je ne le suis pas. Cela me suffit. En outre, ils vous considèrent comme un play-boy impitoyable. Ce que vous n'êtes pas vraiment, n'est-ce pas ?

Il ne répondit pas, mais le regard noir qu'il lui jeta aurait suffi à transpercer une femme plus fragile qu'elle. Et en cet instant, elle se sentait forte.

— Vous vous moquez réellement de ce que les gens pensent, n'est-ce pas ? conclut-il.

Ses yeux gris semblaient la clouer sur place. Elle ne put bouger. Elle ne fut même pas sûre de parvenir à respirer.

C'était comme s'il la voyait pour la première fois. Ou du moins, avec un regard neuf. Et elle trouvait cette expérience presque jubilatoire.

— Vous n'êtes pas du tout la fille que je croyais.

— Eh bien, c'est que vous n'avez pas bien fait votre travail d'enquête en ce qui me concerne, voilà tout ! répondit-elle d'un ton désinvolte qui la surprit elle-même. J'imagine que vous êtes moins laxiste pour ce qui concerne vos affaires. Et je prends cela comme une autre preuve que vous êtes moins impitoyable que vous voulez le laisser croire.

— En fait, reprit-il comme si elle n'avait pas parlé, vous n'êtes pas une *jeune fille,* n'est-ce pas ?

Avant qu'elle puisse répondre, il tendit la main pour prendre une mèche de ses cheveux entre le pouce et l'index, la caresser un instant, puis la coincer derrière son oreille.

Ce fut un geste si inattendu, si doux, si *intime* qu'il fit disparaître toute pensée de l'esprit d'Oti.

Après quoi il lui prit le sac-poubelle qu'elle tenait encore à la main et alla le jeter. Puis il revint vers elle et s'assit sur le capot de la limousine, les jambes étendues devant lui, les bras croisés sur sa poitrine – ce qui faisait ressortir ses biceps. Toujours aussi bien coiffé. Son pantalon et le gilet de son costume trois-pièces toujours aussi impeccables.

Oti le regardait, fascinée. C'était là un milliardaire qui avait l'habitude d'être obéi au doigt et à l'œil, pourtant il n'avait pas été trop fier pour l'aider quand elle avait mis ce bébé au monde. Et il ne craignait pas non plus de se salir les mains, au sens propre.

Malgré toutes ses précautions, plus elle passait de temps avec Lukas, plus elle l'admirait. Le respectait. Et voir ce même respect briller dans ses yeux quand il la regardait l'exaltait.

Mais cela la terrifiait aussi. Car si elle n'y prenait pas garde, elle pourrait finir par confondre attirance et respect et par tomber amoureuse de lui. D'un homme qui était loin d'être aussi ébloui par elle.

Elle contempla l'horizon tandis que des centaines de

pensées lui venaient à l'esprit, si emmêlées qu'elle ne voyait pas comment commencer à dévoiler la vérité à propos de sa vie. Et, au milieu de tout cela, il y avait cet épisode qui l'avait tellement marquée, et dont elle ne voulait parler à personne.

Et certainement pas à Lukas.

— Pourquoi votre père perpétue-t-il ces rumeurs sur vous ? demanda-t-il.

— Parce qu'il ne connaît pas la vérité.

— Vous ne voulez pas me faire croire ça ?

— C'est pourtant vrai. Mon père n'a pas fait attention à moi depuis l'époque où j'étais cette fille futile et dévergondée. Il en est resté là. C'est un homme égoïste, qui ne sert que ses propres intérêts. Mais je pense que vous le savez.

— En effet. Et il se serait sûrement servi de votre réussite en tant que médecin pour se faire valoir en tant que père ?

— Oui, dit-elle d'un ton égal. C'est pourquoi je ne le lui ai jamais dit. Je pensais qu'il finirait par découvrir la vérité ; le fait qu'il ne l'ait jamais fait parle de lui-même.

— Alors il préfère vous faire passer pour une alcoolique et une droguée qui passe sa vie à faire la fête à l'étranger et finit trop souvent en cure de désintoxication ? commenta Lukas avec un dégoût manifeste.

Un sourire contraint se peignit sur les lèvres d'Oti.

— Ironiquement, cela lui rend service.

— Je ne vois pas comment.

— C'est parce que vous n'êtes pas comme lui. Ce qui est un compliment, ajouta-t-elle avec un sourire chaleureux.

— Je le prends comme tel.

— Vous êtes peut-être calculateur et implacable dans le domaine des affaires, mais vous l'êtes moins en ce qui concerne des questions plus personnelles. J'ai pu le constater. Vous êtes une personne plus sympathique que ce que vous voulez bien laisser voir. Et je ne comprends pas pourquoi.

Il haussa un sourcil.

— Parlons de vous, pas de moi.

— J'espère peut-être que si je m'ouvre à vous, vous pourrez en faire autant vis-à-vis de moi.

— N'y comptez pas, grommela-t-il.

Mais ce fut dit sans mordant et le sourire d'Oti s'élargit. Elle baissa la tête pour le cacher.

— Bon. Pour en revenir à mon père, je pense que cela lui convenait de laisser croire aux gens que j'étais toujours une tête brûlée. Pendant qu'ils spéculaient sur moi, ils ne s'occupaient pas de lui et de ses affaires qui allaient plus ou moins bien.

— Il pouvait dire que vous aviez dilapidé votre héritage en vacances exotiques, fêtes débridées et drogues de toute sorte, commenta Lukas. De cette manière, on ne l'accusait pas d'avoir tout perdu au jeu.

— Il pouvait également faire valoir qu'il avait dépensé des fortunes pour m'envoyer en cure de désintoxication.

— Cet homme est un dégénéré. Mais vous êtes bien sotte de le laisser vous dépeindre de cette façon. Pourquoi ne dites-vous rien ?

Elle pouvait lui parler du PSO, lui dire comment elle avait toujours craint que son père ne tire avantage de l'organisation humanitaire et de son engagement pour améliorer sa propre image. Puis elle pensa à Edward, et au fait que c'était à cause de son accident qu'elle était partie au Soudan. Quand son frère n'avait plus voulu qu'elle vienne le voir, elle s'était enfuie pour échapper au chagrin.

Difficile de parler de l'un sans parler de l'autre, se dit-elle. Aussi esquiva-t-elle la question.

— C'est compliqué.

— J'appelle ça une dérobade.

Il parut déçu, ce qui la toucha, mais un bruit de sirène lui évita de répondre. Tous deux attendirent l'arrivée de l'ambulance en silence. Puis Oti se redressa.

— Je ferais mieux d'aller prévenir ma patiente, dit-elle. J'ai bien l'impression que la petite famille n'a rien entendu.

— Est-ce que vous devez les accompagner à l'hôpital ? demanda Lukas.

Elle secoua la tête.

— Je ne pense pas. Il n'y a pas eu de complications, alors il suffira que les ambulanciers prennent le relais.

— Bon. Dans ce cas, nous allons rentrer à la maison et continuer à parler.

— Non, je ne peux pas, dit-elle, paniquée. Je dois aller voir… J'ai quelque chose à faire.

Elle sentit immédiatement le changement qui se produisit en Lukas ; il se tendit, et l'air sembla se charger d'électricité.

— Il n'en est pas question, Octavia. Vous n'irez nulle part sans moi.

— J'ignore ce que vous croyez ! se récria-t-elle, au désespoir. Mais j'ai seulement besoin de voir Edward.

— Edward ?

— Mon frère.

Elle vit l'expression de son mari passer de la colère à l'incrédulité, puis au choc.

— L'argent que je vous ai demandé était pour lui. Pour le faire opérer.

— Je croyais que votre frère était mort, dit-il lentement.

— Non. C'est un autre mensonge de mon père.

Un mensonge qu'Edward lui avait demandé de répéter pour protéger sa dignité. Mais cela, elle ne le révélerait pas à Lukas.

La sirène était plus forte, à présent. Oti savait qu'elle devait y aller, mais elle était clouée sur place. Paralysée.

— Allez aider votre patiente, dit Lukas. Je laisserai George vous accompagner chez Edward.

— Vous partez ? demanda-t-elle, agacée de se sentir déçue.

— Je dois me rendre à une réunion.

— Alors prenez la voiture, Lukas.

Il se redressa, s'écartant du capot de la limousine.

— Je vais y aller à pied. J'ai besoin de réfléchir et l'air me fera du bien.

Il contourna la voiture et se pencha pour prendre son téléphone et sa veste, à l'intérieur. Il jeta celle-ci sur son épaule et s'éloigna. Malgré ses efforts, Oti ne put détacher son regard de lui.

— Et ensuite ? demanda-t-elle d'une voix enrouée.

Il se retourna, une expression dure dans les yeux.

— Ensuite, Octavia, vous rentrerez à la maison et vous me direz tout.

Elle fut frappée par la façon dont son cœur fut particulièrement sensible à ces mots : « Vous rentrerez *à la maison* ». Et à son goût, cette réaction trahissait un peu trop les sentiments qu'elle commençait à éprouver pour son mari.

6.

Octavia se trouvait déjà dans l'élégant salon, l'attendant, quand Lukas rentra chez lui ce soir-là.

Elle paraissait sereine, posée, contrôlant parfaitement la situation – comme elle l'avait fait le matin même pour accoucher cette femme dans sa voiture. À croire que c'était le genre de choses qu'elle faisait tous les jours.

D'après les recherches qu'il avait faites aujourd'hui, y compris sur son travail humanitaire avec le Projet pour la santé outremer, il suspectait que ce n'était pas loin de la vérité.

Octavia – ou Oti, comme elle préférait être appelée – n'était pas du tout la femme pour qui il l'avait prise.

S'était-il déjà trompé à ce point sur quelqu'un ?

La question lui avait trotté dans la tête durant les dernières heures. Même s'il savait qu'il l'avait prise pour la femme à laquelle il s'était attendu, tout simplement. La femme qu'il avait voulu qu'elle soit.

Il avait su que sa réputation ne collait pas à la réalité dès l'instant où ils s'étaient rencontrés ou presque. Lorsqu'elle avait mis tous ses sens en alerte. Puis, de nouveau, dans la cathédrale. Et, surtout, quand il avait vu la façon dont elle s'était comportée pendant la crise cardiaque d'Andrew Rockman. Mais il avait ignoré ces intuitions parce qu'il ne pensait qu'à soustraire Sedeshire International à Rockman, et il s'était servi d'elle pour écraser son concurrent une bonne fois pour toutes.

Mais maintenant, il était temps d'affronter le fait qu'il n'aurait jamais dû l'épouser. Oti méritait mieux que d'être un pion dans ce genre de jeu.

Il traversa la pièce pour aller se servir un verre et en sortit un pour elle.

— Je suppose donc que vous buvez ? demanda-t-il d'un ton brusque. Puisque vous ne suivez manifestement pas un programme de désintoxication.

Il n'avait pas eu l'intention de se montrer aussi désagréable, d'autant que sa colère était plus dirigée contre lui-même que contre Oti. Mais il n'était pas habitué à se tromper ou à ne pas voir des choses qui auraient dû être évidentes. Pour Oti, cela démontrait peut-être qu'il n'était pas aussi implacable qu'il aimait à le paraître – et, dans une certaine mesure, il avait ridiculement envie d'être l'homme pour qui elle le prenait.

Mais en attendant, il l'avait épousée pour assouvir sa vengeance au sujet de sa mère. Il ne pouvait pas laisser sa mort impunie, et il était sur le point de mettre enfin un terme au plan qu'il avait conçu quand il avait douze ans.

— Oui, il m'arrive de boire.

La voix calme d'Oti le ramena au présent.

— Mais je préfère du vin à un alcool fort.

— Rouge ou blanc ?

— Rouge, si je peux choisir, répondit-elle avec une politesse qui lui mit les nerfs à vif.

Il choisit une bouteille dans sa cave puis l'ouvrit en silence. Feignant une patience qu'il n'éprouvait pas, il lui servit un verre et vint le poser à côté d'elle sur la coûteuse table basse.

— Merci, murmura-t-elle.

Elle porta le verre à sa bouche d'un geste élégant et but une gorgée avant de le reposer. Il se demanda alors si elle le trouvait insipide.

Puis il s'éloigna et alla se poster devant l'immense baie. La vue lui avait toujours donné l'impression que la ville et le monde entier étaient à ses pieds. Mais là, il regardait au-delà des longues et larges rues, comme si porter son regard au loin lui permettrait d'entrevoir la vérité qui lui avait échappé durant tout ce temps.

— Demandez-moi ce que vous voulez savoir, Lukas.

Il ne se retourna pas.

— Si nous commencions par la raison pour laquelle vous avez corroboré la morbide histoire de votre père, à savoir que votre frère était mort ?

Il avait choisi ses mots pour la blesser. Aussi fut-il surpris d'entendre son ton égal.

— Je n'ai pas corroboré la morbide histoire de mon père.

Il se tourna malgré lui.

— Je n'ai fait qu'obéir au vœu d'Edward, continua-t-elle calmement. Il s'est trouvé que cela correspondait à ce que mon père voulait.

— *Edward* vous a demandé de dire qu'il était mort ?

Lukas fut pris de court par l'expression douloureuse qui se peignit un instant sur ses traits délicats avant qu'elle se ressaisisse. Et il détesta le fait qu'elle se sente obligée de porter un masque avec lui.

— Mon frère m'a dit à de multiples reprises qu'il souhaitait mourir. L'accident a été terrible.

— J'ai vu les articles, à l'époque.

Sans mentionner qu'il avait fait une recherche sur Internet dans l'après-midi, incapable de se concentrer sur son travail.

Tard un 24 décembre, Edward conduisait sous une pluie battante, sur une route étroite de campagne ; dans un virage, un conducteur qui arrivait en face avait perdu le contrôle de son véhicule et était venu percuter le sien. Sa voiture avait fait plusieurs tonneaux dans un ravin pour finir sur le toit.

Lukas se demanda soudain à quel moment il avait traversé la pièce pour venir s'asseoir en face d'Oti.

— Ses blessures ont été… sont toujours importantes.

— Mais il est vivant. Est-il dans le coma ?

— Non. Et il garde l'esprit aussi clair qu'avant. Mais il est tétraplégique.

— Et je viens d'acquérir le contrôle de sa société, dit Lukas d'un ton sombre.

Il n'avait jamais regretté une transaction de sa vie. Jusqu'à maintenant.

— Edward le sait. Mais, à ses yeux, elle est mieux entre vos mains qu'entre celles de Rockman.

— S'il a toutes ses facultés mentales, pourquoi ne l'a-t-il pas gardée ? Je ne l'ai rencontré que deux fois, mais il m'a semblé être un excellent P-DG.

— Il l'était. Mais le conseil d'administration en a décidé autrement.

Elle s'arrêta, dominée par une émotion qu'elle s'efforçait de son mieux de contrôler.

— Il est cloué dans un fauteuil roulant sans pouvoir bouger les bras ou les jambes, reprit-elle au bout d'un moment. Pour lui, ce n'est pas une vie.

— Mais de là à se faire passer pour mort…

— Il voulait préserver son intimité, sa dignité, se protéger des médias. Dans les premiers jours après l'accident, nous avons surpris trois photographes déguisés en infirmiers pour pouvoir prendre une photo de lui. L'un d'eux a même réussi.

C'était donc là ce qu'elle avait traversé ? Devoir affronter une presse impitoyable, alors qu'elle était encore sous le choc de la gravité de l'accident de son frère… En outre, elle avait perdu sa mère six ans auparavant.

— Nous l'avons fait transférer dans une clinique privée très discrète. Heureusement, il avait l'assurance maladie la plus élevée. Car je n'imagine pas mon père pouvant ou voulant payer son traitement. Il n'a été que trop heureux de se débarrasser d'un fils infirme.

L'amertume perça dans sa voix, et elle paraissait brisée. Soudain, il eut envie d'aller à elle, de la prendre dans ses bras et de chasser sa souffrance.

Il n'aurait su dire d'où lui venait cette impulsion.

— Est-ce à ce moment-là que vous vous êtes engagée comme volontaire au Soudan ?

— Je ne l'aurais pas fait si Edward ne m'avait pas interdit d'aller le voir pendant les deux premières années. Il fallait que je parte. J'avais besoin de faire quelque chose qui avait du sens. En outre, ne pouvant approcher Edward, les médias s'étaient de nouveau focalisés sur moi. Ils s'étaient mis à publier d'anciennes photos de mes années folles, les faisant passer pour actuelles. J'aurais pu les attaquer, mais à quoi bon ?

Sa détresse toucha quelque chose en Lukas. Il avait l'étrange intuition qu'elle ne lui disait pas tout, mais il sentait que ce n'était pas le moment d'insister. Alors il posa une autre question.

— Vous disiez que l'argent que je vous ai donné est destiné à Edward ?

— Oui. Il y a une nouvelle opération, une greffe de nerfs et de tendons, qui pourrait améliorer son état. Peut-être… Il n'y a aucune garantie. Mais il faut la payer, et je n'en avais pas les moyens.

— Vous avez mon argent, maintenant. *Votre* argent. Et quels que soient les besoins de votre frère, n'hésitez pas à venir me trouver.

Le soulagement se peignit sur son beau visage puis un sourire l'illumina. Lukas eut la sensation que ce sourire lui réchauffait l'âme.

— Vous le pensez vraiment ? demanda-t-elle d'une voix altérée, et il fut heureux de lui procurer ce réconfort.

— Oui. Mais votre père, là-dedans ? Il ne veut rien payer ?

— Il m'avait promis de le faire avec la somme exorbitante qu'il vous a extorquée. Mais…

Soudain, Lukas comprit quelque chose.

— C'est pour cela que vous avez accepté de m'épouser. Votre père avait promis de payer l'opération d'Edward si vous m'épousiez.

— Oui. Mais il est revenu sur sa promesse.

— Votre père n'a aucun honneur, Oti. Il voulait l'argent pour lui, alors que vous le vouliez pour sauver votre frère. Vous êtes la seule à ne pas avoir été intéressée, dans cet arrangement.

Elle plongea brusquement ses yeux bleus dans les siens.

— Pourquoi m'avez-vous épousée, Lukas ? Qu'est-ce que cela vous rapporte ? Vous auriez pu acquérir la société d'Edward sans ce mariage. Mon père aurait accepté votre offre qui valait presque le double de celle de Rockman. Lui, il pensait certainement que notre mariage lui permettrait de vous soutirer encore de l'argent lorsqu'il aurait dilapidé la première somme. Mais vous ? Pourquoi accepter ?

Cette femme unique le chamboulait complètement, pensa Lukas. Il ne savait plus où il en était. Et, pour la première fois, il éprouvait l'envie inexplicable de lui parler comme il n'avait jamais parlé à personne de sa vie.

Oti n'aurait su dire à quel moment elle s'aperçut qu'elle retenait son souffle. Mais, soudain, il lui sembla que ses poumons allaient exploser.

Si Lukas était resté silencieux si longtemps, c'était qu'il se préparait à lui parler. Et elle le souhaitait de toute son âme. Mais lorsqu'il prit la parole, elle fut déçue.

— Vous auriez dû me dire ce qui se passait, Oti. Je vous ai demandé plusieurs fois si vous saviez ce que vous faisiez.

— Je m'en souviens.

Elle prit une longue inspiration.

— Et je savais ce que je faisais. Mais je ne pouvais pas vous parler d'Edward. J'ignorais ce que vous feriez… si vous vous serviriez de lui pour faire pression sur moi.

— Vous me croyez capable de ça ?

Il avait l'air offusqué.

— Oui. Non. Je ne sais pas.

Elle poussa un soupir, en pleine confusion.

— Je le pensais peut-être, mais j'ai appris à vous connaître…

Il la surprit par sa question suivante.

— Comment êtes-vous devenue médecin sans que personne en sache rien ?

Elle se sentit irritée. Il était censé lui parler, mais ne faisait que l'interroger.

— C'est une longue histoire.

— Nous avons toute la nuit, répondit-il d'un ton égal qui ne dissimulait pas sa détermination.

— Ce n'est pas très intéressant.

— Ça l'est pour moi.

— Comme votre vie m'intéresse ! s'exclama-t-elle. Mais vous gardez tous vos secrets, alors que vous exigez de connaître les miens.

Il lui jeta un regard noir sans toutefois la contredire. Elle prit cela comme un progrès.

— Dites-moi quelque chose sur vous, Lukas. Quelque chose que personne ne connaît.

Le silence tomba dans la pièce. Un silence assourdissant qu'Oti se refusa à rompre. Elle ne voulait pas parler la première.

— Quelque chose comme quoi ? marmonna-t-il alors, la prenant au dépourvu.

Elle eut besoin d'un instant pour se ressaisir, son cœur battant la chamade.

— Parlez-moi de vos parents, demanda-t-elle.

— Ils sont morts, mais vous le savez déjà. J'ai été ballotté de foyer d'accueil en foyer d'accueil entre la mort de ma mère et mes seize ans. Mais il y a eu une famille dans laquelle je me suis senti en sécurité, protégé.

— Je l'ignorais.

— Les médias préfèrent l'histoire de l'orphelin solitaire et malheureux. Et je les ai laissés faire pour éloigner la presse de cette famille.

— Vous êtes toujours en contact avec elle ?

— Je les appelle de temps en temps. Ils ont dans les quatre-vingts ans, à présent.

Elle secoua la tête.

— Je ne m'en serais pas doutée.

— Comment l'auriez-vous pu ?

L'air redevint lourd d'attente. Il lui en avait déjà dit plus que tout ce qu'elle avait pu lire sur Internet ou dans des magazines, mais elle avait envie d'en savoir davantage.

— Mais avant ? reprit-elle. Avant que votre mère meure ?

Il ne répondit pas et, au bout d'un moment, elle se sentit tenue de remplir le silence.

— Je venais d'avoir dix-neuf ans quand ma mère est morte.

C'est sa mort qui m'a donné envie de changer de vie, donc j'ai repris des cours, j'ai passé mon bac et j'ai commencé mes études de médecine.

— Est-ce pour cela que vous avez laissé votre père continuer à vous faire passer pour une tête brûlée ? Pour vous punir de ne pas vous être ressaisie avant la mort de votre mère qui n'a rien su de votre succès ?

— Vous faites des suppositions. Ma relation avec ma mère n'a jamais été particulièrement bonne. Elle a vénéré mon triste père durant toute sa vie. Je présume que vous vous entendiez à merveille avec la vôtre, vous ? ajouta-t-elle, presque malgré elle.

— Pas vraiment. Mon père nous a laissés tomber avant ma naissance. Mais comme la vôtre, elle l'a adoré toute sa vie.

Il avait une expression impassible, et il était impossible de savoir ce qu'il pensait.

— Elle était femme de chambre avant que j'arrive, poursuivit-il. Et sa récrimination préférée, d'aussi loin que je me souvienne, était de dire qu'il l'aurait arrachée à cette vie… si je n'étais pas arrivé.

— Je suis désolée. Je n'aurais pas dû m'emporter.

Il haussa un sourcil.

— C'est votre idée d'un coup de colère ? Pour moi, il est remarquablement… modéré.

— Vous me trouvez trop timorée ? lança-t-elle avant de pouvoir se retenir. Ne vous inquiétez pas. Je suis sûre que vous avez assez d'ardeur pour nous deux.

Bon sang, où était-elle allée chercher cela ?

L'air lui parut soudain chargé d'orage.

— Faites attention, Octavia. Ce genre de réflexion pourrait être pris comme une provocation.

Une femme plus raisonnable aurait noté l'avertissement qui perçait dans sa voix. Mais elle avait passé toute sa vie à faire attention, et elle n'avait plus envie d'être cette version réservée d'elle-même. C'était l'effet que Lukas produisait sur elle.

— Je l'espère bien, rétorqua-t-elle en soutenant son regard.

Et c'est Oti. M'appeler Octavia ne va pas atténuer ce… cette chose qui existe entre nous.

— Cela suffit, *Oti*.

Apparemment, son coup avait porté. Lukas serrait si fort les mâchoires qu'elle vit frémir ses muscles.

— Est-ce que, par hasard, vous seriez moins ardent que votre réputation le laisse croire ?

Venait-elle vraiment de faire une remarque sexuelle sur lui ? Elle qui n'avait aucune expérience en ce domaine ?

— J'ai dit que cela *suffisait*.

Ces mots étaient sortis avec hargne de sa bouche crispée. Elle trouva cette mise en garde délicieusement excitante.

— Quel dommage, Lukas…

— Si vous ne pouvez pas vous taire, alors c'est moi qui vais vous faire taire.

Il se leva si rapidement de son siège qu'elle n'eut pas le temps de se rendre compte de ce qui se passait. Et tout de suite après, elle se retrouva mise sur ses pieds et pressée contre son torse musclé, sa tête tournant légèrement comme si elle était ivre.

Elle l'était peut-être. Mais pas de vin.

— Je vous ai prévenue…

Elle perçut la tension dans sa voix, comme s'il luttait pour se contrôler.

Soudain, elle souhaita qu'il ne se contrôle pas.

— Oui, vous m'avez prévenue, mais je n'ai jamais été très bonne pour suivre les instructions.

Avant qu'il puisse la repousser, comme il l'avait fait quelques soirs plus tôt, elle se haussa sur la pointe des pieds et pressa ses lèvres sur les siennes.

7.

Lukas n'avait pas eu l'intention de l'embrasser. Il avait seulement voulu… l'intimider. La faire taire. L'empêcher de mettre des mots sur ce qu'il avait ressenti vis-à-vis d'elle depuis leur première rencontre.

Il s'était juré, quelques soirs plus tôt, qu'il ne la toucherait plus jamais. En fait, il était vite parvenu à la conclusion que garder ses distances avec elle servirait leurs intérêts à tous les deux.

Mais il dut faire appel à toute sa résolution pour interrompre ce baiser et écarter la jeune femme de lui. Plus gentiment que la dernière fois.

— Vous n'avez pas à faire ça, Oti, dit-il d'une voix rauque, ignorant le violent désir qu'il éprouvait. L'argent est à vous, et cela ne vous lie pas à moi.

— Et si j'en ai envie ? répliqua-t-elle dans un souffle.

Il faillit lui céder sur-le-champ. Avec un soupir, il se força à traverser la pièce pour mettre de la distance entre eux.

— Vous n'en avez pas envie, dit-il.

Puis il quitta le salon d'un pas raide et se rendit dans sa suite. Là, il fixa sa chambre vide et se demanda ce qui se passait pour qu'il désire cette femme avec une telle intensité.

Il n'entendit pas le déclic de la porte. Il ne se rendit pas compte qu'elle était entrée avant qu'elle prononce son nom. Alors il se retourna.

Et son corps faillit prendre les commandes.

Sa douce épouse, sa timide Oti, se tenait contre le chambranle de la porte de communication, portant uniquement des dessous rouge cerise et des mules à talons. Il eut toutes les peines du monde à ne pas répondre à sa provocation.

— Retournez dans votre chambre, ordonna-t-il d'une voix rauque.

— Je ne pense pas.

Elle eut un petit rire qui trahit sa nervosité.

— Octavia… Je ne vous le répéterai pas.

Elle fit un pas en avant.

— Tant mieux. Trop de rejets blessent l'ego d'une femme.

Il n'était pas un adolescent inexpérimenté. Il connaissait les femmes – et leur corps – aussi bien qu'il se connaissait lui-même. Peut-être même mieux. Et là, il distinguait chez elle tous les signes du désir. Son souffle court, les pointes dressées de ses seins… Il parcourut des yeux ses longues jambes fines. Combien de fois, depuis l'autre soir, les avait-il imaginées nouées autour de sa taille ou, mieux encore, passées sur ses épaules ? Il en rêvait.

Mais il pouvait voir aussi l'incertitude qui flottait dans ses prunelles saphir.

— Ce n'est pas ce que vous voulez, dit-il. Je le lis dans vos yeux.

Elle s'avança encore dans sa chambre, dans son espace. Il se dit qu'il était prêt à la saisir par les poignets, à la tenir à distance, à *contrôler* cette situation qui dérapait.

— C'est exactement ce que je veux, Lukas. Je suis juste terrifiée à l'idée que vous me repoussiez de nouveau.

Il avait bien l'intention de lui résister. Mais alors elle fit un dernier pas et il sentit son parfum – doux, frais, fleuri – et son odeur de femme, légèrement musquée. Toute pensée déserta son esprit.

Le désir le transperça. Si fort qu'il se demanda comment il pouvait rester debout. Il n'avait jamais désiré une femme comme il désirait Oti. *Pas une fois.* Puis elle plaqua sa bouche brûlante sur la sienne et quelque chose explosa en lui.

Il posa une main sur sa nuque et attira à lui son corps trop consentant, savourant la façon dont elle se moulait contre lui comme si c'était la chose la plus naturelle du monde.

Il avait envie de la soulever dans ses bras, de la porter

jusqu'à son lit et de l'y allonger. Puis de se repaître d'elle, longuement. Mais, finalement, il décida de prendre son temps, de l'embrasser tout à loisir.

Il l'embrassa encore et encore, avec plus de passion, plus profondément, prenant plaisir à la façon dont la langue de la jeune femme explorait sa bouche, jouait avec la sienne, éprouvant un sentiment de triomphe en entendant les petits bruits de gorge qu'elle laissait échapper.

La goûter était comme une drogue, elle l'intoxiquait comme il ne l'avait jamais été de toute sa vie. Lentement, il se mit à caresser son corps de sa main libre. Il commença par son dos et savoura les frissons qui la parcoururent. Elle s'arqua contre lui, pressant ses seins sur sa chemise, frottant ses tétons durcis contre son torse comme si elle mourait du besoin d'être touchée.

Alors il prit sa bouche et entama un délicieux voyage d'exploration, la caressant de ses lèvres, de ses doigts, de sa langue. Ses gémissements avides le tuaient à petit feu, lui donnant l'impression qu'une tempête se déchaînait en lui. Il cessa de prétendre qu'il contrôlait la situation et se laissa aller complètement.

Oti était sûre qu'il allait la rendre folle de désir. Elle ne pouvait se rappeler pourquoi elle avait pensé que ce serait une mauvaise idée de consommer leur mariage. Elle était poussée par un besoin primal, charnel, qu'elle avait ignoré posséder jusqu'alors.

Lukas semblait vouloir se repaître de chaque centimètre carré de son corps, promenant sur elle, inlassablement, ses mains et sa bouche. Il vénérait de ses caresses chaque courbe et chaque creux, lui saisissant les fesses dans ses mains tandis que ses lèvres glissaient sur le ventre qu'elle lui offrait et – *oh, Seigneur* - plus bas encore.

Puis elle fut soulevée de terre, portée jusqu'au lit et allongée dessus. Là, il lui écarta les jambes et, sans la quitter des yeux

– les siens brûlant d'une incroyable voracité –, il introduisit sa langue dans son sexe mouillé de désir.

Elle s'enflamma tout entière. Ce fut comme si un millier d'étincelles brillantes jaillissaient d'elle toutes à la fois, en un spectaculaire feu d'artifice. Elle n'avait jamais connu rien de pareil.

Il continua à lui donner du plaisir avec sa bouche et sa langue, semblant savoir exactement ce qu'il devait faire pour la transporter d'une vague de sensation à l'autre, toujours plus haut, toujours plus loin. Elle soulevait et abaissait ses hanches en cadence, complètement prise par le rythme qu'il imposait. Elle ne voulait pas qu'il s'arrête, jamais.

Soudain, elle sentit une vague plus forte que les autres enfler en elle et menacer de la submerger. Un instant, la panique l'envahit.

— Lukas…, murmura-t-elle, reconnaissant à peine sa propre voix.

Mais avec une habileté sans pareille, il introduisit un doigt en elle pour la caresser encore, et elle eut alors la sensation de s'envoler, échappant à tout contrôle. Une ultime caresse magique et les derniers fils qui la rattachaient à la réalité se rompirent.

Avec un cri, elle se sentit emportée dans une spirale de plaisir inouï, puis eut l'impression d'exploser en mille morceaux. Elle ne sut combien de temps elle plana ainsi, transportée, mais lorsqu'elle revint finalement à elle, ce fut pour voir Lukas s'allonger à côté d'elle et la prendre dans ses bras comme si elle était infiniment précieuse.

Mais elle se faisait des idées, se dit-elle. C'était ridicule. Le sexe était le sexe, et l'amour était l'amour. Il fallait être idiot pour confondre les deux.

Dans ce cas, tu es une idiote.

Elle n'eut pas le temps de s'appesantir sur le sujet. Roulant sur le dos, Lukas l'installa sur lui, son sexe dur et satiné se pressant contre la chaleur intime de son ventre. Elle frémit de nouveau, mais cette fois pour une raison différente.

— Lukas…

— Tu es splendide, dit-il dans un souffle en levant une main pour caresser ses seins.

Elle se mordit la lèvre inférieure, toute au plaisir qu'il lui donnait de nouveau, et sa tête se vida de toute pensée rationnelle. Elle avait envie de lui, besoin de lui, oubliant tout le reste. Elle entendait son souffle haché. Il se positionna et, ses yeux gris plongés dans les siens, les mains posées sur ses hanches, il pénétra en elle.

Ce fut douloureux.

Elle se raidit et serra les poings sous l'effet d'une brûlure cuisante. Il était beaucoup trop grand, beaucoup trop gros, il s'enfonçait beaucoup trop loin en elle. Et soudain, lentement, elle s'aperçut qu'il ne bougeait plus. Il la tenait au-dessus de lui, immobile, se contrôlant d'une façon qu'elle trouva incroyable.

Incapable de remuer, de parler, incapable de croiser le regard de Lukas, même si elle ne pouvait lui dérober son visage, elle sentit alors qu'il était furieux.

— Allez-vous m'expliquer ceci ? demanda-t-il enfin d'un ton mordant.

Un sanglot monta en elle qu'elle eut du mal à réprimer. Comment avait-elle été assez folle pour croire qu'elle pourrait le tromper ? Qu'il ne découvrirait pas qu'elle était vierge ?

Apparemment, elle ne pouvait même pas séduire un homme sans montrer son honteux manque d'expérience. Et maintenant il voulait qu'elle *s'explique*.

Elle secoua la tête, impuissante à retenir les larmes amères qui lui piquaient les yeux.

— Ah, ne pleurez pas, Oti…

Son ton avait changé. Il s'était adouci.

— Ne pleurez pas à cause d'un homme comme moi. Je ne le mérite pas.

Elle plongea ses yeux dans les siens.

Il paraissait si… *différent*. Elle ne parvenait pas à définir l'émotion peinte sur son beau visage, mais elle savait que c'était mieux que ce qui s'était passé avant. Et il était toujours en elle. L'emplissant. L'étirant.

Que pouvait-elle en penser ?

— Vous auriez dû me le dire, ajouta-t-il, les sourcils légèrement froncés.

— Et vous m'auriez crue, bien sûr !

Elle n'aurait su dire comment elle put ironiser de la sorte. Se montrer aussi légère. Un autre nuage noir traversa les traits de Lukas, et elle attendit qu'il proteste, mais il n'essaya même pas.

— Je ne vous en blâme pas, reprit-elle tout à coup. J'ai été une fille dévergondée, à une époque. Et mon père ne s'est pas privé d'alimenter les rumeurs à mon sujet.

— J'aurais dû demander.

— Encore une fois, vous ne m'auriez pas écoutée, et je comprends très bien pourquoi.

— Je t'écoute, maintenant.

Elle nota qu'il s'était remis à la tutoyer, et décida de l'imiter. Après tout, ils étaient vraiment mari et femme, à présent.

— Maintenant ? Alors que tu es… en moi ?

— C'est toi qui m'as amené là, dit-il d'un ton traînant. En entrant dans ma chambre comme une maudite sirène.

Oti sentit un sourire étirer ses lèvres.

— Une sirène ?

— Une sirène ensorcelante, totalement irrésistible. Et maintenant je découvre que tu te gardais.

— Je ne me gardais pas, répondit-elle, consciente de sa présence au creux de son ventre. C'est simplement… que je n'ai jamais trouvé quelqu'un qui me plaisait assez pour coucher avec lui.

Lukas émit un grognement.

— Ce n'est guère la chose à dire à un homme qui vient de te déflorer. Ce genre de remarques a tendance à faire enfler l'ego.

— Vraiment ? murmura-t-elle. Eh bien, si cela peut compenser, sache que tu m'as déçue.

— Déçue ? répéta-t-il, visiblement désarçonné.

— Terriblement. Faire l'amour est censé ébranler votre monde, non ? Et pourtant, en ce moment, je ne me sens pas bouleversée du tout.

— Ah non ? dit-il sèchement.

— Non, répliqua-t-elle en s'efforçant de ne pas rire. Parce que…

Il roula au-dessus d'elle et se mit à bouger. Se retirant lentement d'elle, puis la pénétrant de nouveau, moins profondément cette fois. Elle retint son souffle, attendant d'avoir mal, mais la sensation de brûlure avait disparu, remplacée par une simple gêne. Puis, peu à peu, alors qu'il allait et venait langoureusement en elle, cette gêne se dissipa également.

Elle se mit à bouger aussi pour accompagner ses mouvements, suivant un instinct nouveau pour elle. Elle avait depuis longtemps desserré les poings, et elle pressait ses paumes sur son torse musclé, heureuse de sentir battre son cœur, de se laisser envahir par sa chaleur. Une chaleur qui, lui semblait-il, pouvait la guérir – si seulement elle le laissait faire.

Elle s'abandonna, oubliant les circonstances de leur mariage, et se contenta de se détendre, de se laisser porter par le magnifique glissement de leurs corps, l'un sur l'autre, tellement imbriqués qu'elle n'aurait su dire où elle finissait et où commençait Lukas.

Comme si elle avait été façonnée pour lui.

Il n'y avait plus qu'elle, son mari et ce feu incroyable qu'il attisait en elle. De plus en plus vivement. Faisant paraître tout plus brûlant, plus brillant à chaque instant qui passait. L'intensité de ce brasier la terrifiait et la transportait à la fois.

Il lui sembla qu'une éternité s'écoulait, avant qu'elle revienne à elle, goûtant des sensations qu'elle n'avait jamais éprouvées auparavant, dont elle n'avait même jamais rêvé. Des terminaisons nerveuses dont elle ignorait l'existence continuèrent un long moment encore à lui procurer du plaisir.

Lorsqu'elle émergea de ce monde fabuleux, ce fut pour voir Lukas se déplacer dans la chambre dans toute la gloire de sa nudité. Ce qui la rassura : au moins, il ne s'en allait pas.

Elle se redressa et passa sa langue sur ses lèvres sèches.

— Alors où allons-nous, à partir d'ici ?

— À partir d'ici ? répéta-t-il lentement.

La soulevant dans ses bras, il la porta dans la salle de bains où coulait un bain chaud. Il la déposa dans l'eau puis se glissa derrière elle.

— Tu commences par me parler.

— Que veux-tu que je te dise ? demanda Oti quelques minutes plus tard, quand Lukas eut caressé son corps délicieux avec une éponge.

Il essayait encore de se faire à la découverte de sa virginité. De comprendre comment une femme aussi intelligente et aussi belle avait pu rester aussi longtemps intouchée.

— Si nous commencions par ce qui est évident ? marmonna-t-il doucement en soulevant une mèche mouillée collée à son cou et en posant un baiser à sa place.

Son corps se remettait déjà à durcir de désir. Comme s'il ne venait pas de posséder *sa femme* moins d'un quart d'heure plus tôt.

— Tu veux savoir pourquoi j'étais toujours vierge, j'imagine.

— Ce serait un bon début.

Il posa un autre baiser sur son épaule et elle se détendit un peu.

Ils ne parlèrent pas pendant un moment, le clapotis de l'eau emplissant la pièce. Puis Oti inspira comme pour se donner du courage.

— Je t'ai dit que je me suis reprise en main à dix-neuf ans, après la mort de ma mère. Mais je ne t'ai pas dit pourquoi j'ai déraillé, au départ.

— Prends ton temps, murmura-t-il en passant l'éponge sur son dos mince.

Elle hocha à peine la tête.

— Quand j'avais quinze ans, j'ai été agressée.

— Agressée comment ? Sexuellement ? demanda-t-il d'une voix dure.

Il fut surpris par la colère qui le transperça à cet aveu inattendu. Elle se raidit de nouveau, et il se remit à l'éponger.

— En quelque sorte… C'était pendant des vacances, sur une plage, une nuit. Il y avait ma famille… et la famille Rockman.

Lukas ne sut pas comment il parvint à se contrôler. À ne pas crier pour poser la question suivante.

— Un des fils du comte ?

— Oui, dit-elle d'une voix à peine audible.

Quoi qu'il ait éprouvé auparavant pour la façon dont Rockman – son père biologique – avait traité sa mère, ce n'était rien comparé à la violence incandescente qu'il ressentit en apprenant qu'un de ses fils avait agressé Oti.

— Il t'a violée ? demanda-t-il d'une voix rauque.

— Il a essayé.

Elle courba les épaules et il dut se retenir pour ne pas la tourner face à lui.

— J'ai eu de la chance. Edward m'a cherchée et il nous a trouvés à temps… Avant qu'il se passe quelque chose de grave.

Elle se tut un instant, avant de reprendre :

— Edward est devenu fou. Je crois qu'il l'aurait tué si je ne l'avais pas retenu. Mais quand il a raconté l'histoire à nos parents, et que ceux-ci nous ont dit de ne pas ennuyer les Rockman avec ça, sa furie n'a plus connu de bornes.

— Tes parents ont dit *quoi ?*

Lukas se retint d'exploser pour la ménager et elle continua son récit comme s'il n'avait pas parlé.

— C'est là que notre famille a commencé à se déliter pour de bon. Je suis devenue la tête brûlée si bien décrite par la presse. J'ai bu, j'ai pris des drogues, j'ai brûlé ma vie par les deux bouts. Mais je n'ai jamais pu accepter de fréquenter des garçons ou des hommes, et je n'ai pas eu de relation sérieuse depuis cette époque. Edward, lui, ne supportait plus d'être avec nous. Je pense qu'il se blâmait de ne pas être arrivé plus tôt.

— Je peux le comprendre, dit Lukas d'une voix altérée. Je ne peux pas croire que tu aies continué à voir tes parents après ça.

— Je ne pouvais plus les voir. C'est pour cette raison que je suis devenue si dévergondée.

— Mais tu t'es reprise. Tu as fait des études de médecine. On ne peut que te féliciter pour ça.

— Quand ma mère est morte, je me suis dit que je me punissais moi-même en menant cette vie dissolue, et je me suis mise à travailler dur pour devenir médecin.

Puis l'accident de son frère s'était produit, et elle avait fui en Afrique.

Lukas secoua la tête, faisant mentalement le tour de tout ce qu'il avait découvert en vingt-quatre heures.

— Je peux seulement imaginer ce que tu as traversé durant ces dernières années.

Il fallait qu'il reste fort et concentré pour Oti. L'épouse qu'il n'avait pas souhaitée – mais il se rendait compte à présent qu'il ne pouvait pas se rappeler la vie sans elle. La femme qui ne s'était pas sentie capable de lui dire qu'elle était vierge.

Il se sentait un parfait goujat.

S'il avait un peu de décence, il la quitterait maintenant. Ils étaient convenus dès le début qu'il n'y aurait pas de dimension physique dans leur mariage, et il aurait dû s'y tenir. Il n'aurait jamais dû céder à son désir forcené pour elle ; il aurait dû être assez fort pour eux deux.

Il lui devait au moins ça.

Soudain elle se tourna dans le bain, arborant une expression radieuse qui le désarçonna.

— Je n'ai rien traversé du tout ces dernières années, Lukas, dit-elle très sérieusement. Je me suis focalisée sur le positif et j'ai eu la vie que je souhaitais en étant le médecin que j'avais toujours voulu être, dans le sud du Soudan.

Lukas bataillait toujours pour assimiler tout ce qu'elle lui disait. Les révélations s'étaient enchaînées, composant le portait d'une femme qui était à un million de kilomètres de la créature qu'il imaginait.

Elle le déconcertait complètement. Et le faisait se sentir humble.

Il secoua la tête.

— Je suis désolé. Sans ce mariage, tu serais toujours en

Afrique, exerçant le métier que tu aimes tant. Et ceci, ce qu'il y a eu entre nous, n'aurait jamais dû arriver. Retourne là-bas. Je ne t'en empêcherai pas.

Il voulut sortir du bain, se jurant qu'il ne la toucherait plus jamais, mais elle lui saisit les poignets pour le retenir.

— Lukas, tu pourrais venir avec moi, dit-elle sans chercher à cacher son excitation. Ne fût-ce qu'un mois ou deux. Pour voir ce que je fais… ou faisais.

— Oti…

— Tu m'as demandé s'il y avait quelque chose que tu pouvais faire. C'est ça… Viens au Soudan avec moi.

— Oti…

Mais apparemment elle avait pris sa décision et ne voulait pas céder.

— S'il te plaît, Lukas. Ce sera notre lune de miel.

Soudain, il se sentait déchiré entre sa tête, qui lui disait de la laisser partir, et son… cœur, contracté par l'effort de se retenir d'accepter.

8.

Moins d'une semaine plus tard, après un vol de onze heures de Londres à Djouba, la capitale, puis un autre vol de cinquante minutes jusqu'à un petit aérodrome situé au milieu de nulle part, Lukas se retrouva avec Oti au Soudan du Sud.

Les papiers furent un peu compliqués à obtenir pour lui, mais ils avaient été prêts à remuer ciel et terre pour qu'Oti puisse retourner en Afrique avec lui.

C'était de la folie : plus il était avec elle, plus il la désirait. C'était comme une addiction, alors que sa seule addiction jusque-là avait été un travail acharné pour réussir.

Ils étaient en train de rouler vers le camp médical – un trajet de cinq heures – lorsqu'ils dépassèrent une femme qui portait un bébé rigide aux bras tendus. Un bébé qui hurlait.

Lukas ne fut pas surpris quand le chauffeur s'arrêta et qu'Oti sauta de la voiture. Il la suivit instinctivement, mais cela lui fit un drôle d'effet d'être simplement une personne reléguée sur le côté, condamnée à observer ce qui se passait sans pouvoir prendre de décision.

Le côté positif, ce fut qu'il put voir sa femme œuvrer dans ce qui était son environnement naturel. Elle possédait une autorité tranquille, et montrait une efficacité pleine de grâce.

Elle était visiblement attachée à ses patients et il était évident qu'elle adorait son travail. Dire qu'elle avait renoncé à tout cela pour l'épouser par amour pour son frère !

Elle le faisait se sentir tout petit et inutile. Heureusement, elle lui avait assuré qu'au camp, il y aurait quantité de tâches non médicales dont il pourrait s'occuper comme bénévole. Il espérait avec ferveur que c'était vrai, n'étant pas habitué à se tourner les pouces sans rien faire.

Restant près du 4x4, il regarda Oti discuter avec la mère dans la langue du pays. Leur chauffeur et leur traducteur se tenaient prêts à intervenir, mais, apparemment, elle n'en avait pas besoin.

Elle revint bientôt vers lui, suivie de la femme qui arborait un air soulagé.

— Voici Larhan et son bébé. Je le suspecte d'avoir contracté le tétanos, et plus tôt nous commencerons le traitement, plus il aura de chances de survivre.

— Elle marchait vers le camp ? demanda-t-il, choqué. Elle n'aurait jamais pu arriver avant la nuit !

— C'est pourquoi nous l'emmenons, dit Oti. Je vais m'asseoir à l'arrière avec eux, mais le bébé a besoin d'espace. Peux-tu prendre les sacs à l'avant avec toi ? Je ne voudrais pas que l'un d'eux lui tombe dessus. Il souffre déjà assez comme ça.

— Ses membres sont terriblement tendus…

— La rigidité musculaire est due à la toxine qui agit sur son système nerveux central.

— Mais il est tout petit ! Comment a-t-il attrapé le tétanos ?

— Vu qu'il n'a que cinq jours, je pense qu'il l'a contracté à cause de mauvaises pratiques pour couper le cordon ombilical. Une lame souillée ou, comme souvent ici, un emplâtre de bouse de vache… Il souffre de spasmes et si nous ne le conduisons pas rapidement au camp, il mourra probablement. Chez nous, trois bébés sur quatre meurent, environ, soit parce qu'ils n'arrivent pas à temps, soit parce que nos ressources sont limitées.

Lukas était sous le choc. Il ne s'était pas attendu à cela en venant ici. Le réveil était rude.

Une heure plus tard, ils arrivèrent au camp, une haute clôture de branchages entourant des cases en briques et des tentes de dimensions diverses.

Une poignée de volontaires vint les accueillir, semblant

ravis de revoir Oti, mais leur expression se fit sombre et professionnelle en apercevant le bébé en pleurs.

— C'est Shangok, dit-elle. Il a cinq jours et nous l'avons trouvé sur la route avec sa mère, Larhan. Hier, il a cessé de se nourrir et a commencé à se raidir. Depuis, il n'a pas dormi et n'a pas cessé de crier.

— Le tétanos néonatal ? demanda un de ses collègues.

Elle acquiesça d'un bref signe de tête.

— Je pense.

— Nous allons l'emmener à l'intérieur et commencer le traitement, si tu veux t'installer.

— Non, je vais m'en occuper. Laissez-moi juste un instant.

— Tu replonges direct dans le travail, commenta Lukas lorsqu'elle le rejoignit.

— Cela t'ennuie ? demanda-t-elle, inquiète.

Il sourit malgré lui.

— C'est pour ça que nous sommes ici, non ? Tu voulais me montrer le rôle que tu adores tenir.

Son grand sourire lui fit l'effet d'un direct à l'estomac car il ne le lui connaissait pas. Comme si elle était vraiment heureuse d'être de retour en dépit des circonstances.

— Je suis désolée, il faut que j'y aille. On va l'installer dans un environnement calme, et si je ne les rejoins pas tout de suite, après je ne pourrai plus entrer.

— Vas-y.

— Cherche la patronne. Elle te dira où est ton *tukul*. Nous comparerons nos cases quand nous nous reverrons.

Avant qu'il puisse répondre, elle s'était déjà éloignée. Tout le monde s'activait autour de lui et plus vite il participerait aux tâches du camp, mieux ce serait, se dit-il.

Deux bonnes heures s'écoulèrent avant qu'Oti sorte enfin de la tente médicale. Elle traversa le camp pour rejoindre le *tukul* où on lui avait dit que son mari se trouvait, et elle était étonnée que personne n'ait reconnu Lukas. Mais il ne s'était pas rasé depuis leur mariage et portait une casquette de base-ball. En outre, ses collègues ne s'attendaient sûrement pas à le voir ici. Elle se doutait que cela ne durerait pas longtemps, mais en attendant, elle serait contente qu'on les laisse tranquilles.

Elle avait encore du mal à croire qu'il ait accepté de venir ici avec elle. Comme s'il tenait à elle, comme si elle était importante pour lui. Et elle avait beau se dire qu'elle était ridicule de penser cela, chaque fois que Lukas l'observait de son intense regard gris, elle avait l'impression qu'il la voyait de nouveau pour la première fois.

Mais, pour l'instant, il fallait qu'elle vérifie comment il s'installait, avant de rejoindre sa propre case où elle se retrouverait enfin seule un moment.

Tu es sûre que tu en as envie ? lui demanda une petite voix, dans sa tête.

Elle l'ignora.

— Toc, toc, dit-elle en atteignant la porte ouverte d'un des plus grands *tukuls*. Tu t'installes bien ?

La case était réservée d'ordinaire aux chefs de projet ou aux chirurgiens. Elle était spacieuse, avec un grand lit et une moustiquaire qui paraissait neuve, alors que la sienne était toute rapiécée.

— Je joue à m'installer, répondit-il en tournant la tête pour la regarder. Je déballe peu, étant donné que tous les habits doivent rester dans un sac en plastique pour empêcher les insectes et les araignées de se glisser dedans.

— C'est une forme d'art, dit-elle en riant.

Puis elle aperçut son sac à dos à elle, à moitié vide.

— Attends, pourquoi as-tu déballé mes affaires ? J'ai ma propre case, là-bas.

— Tu *avais* ta propre case, corrigea tranquillement Lukas. Ceci est *notre tukul,* Oti.

Elle battit des cils, et une sensation glacée la parcourut tandis qu'elle se tenait figée comme une statue. Puis cette impression fut suivie d'une onde de chaleur sur laquelle elle préféra ne pas s'appesantir.

— Ce n'est pas possible... C'est trop... grand, dit-elle, en ravalant le mot *intime* qui lui était venu à l'esprit. Et c'est réservé à des gens plus importants que moi.

— Ta cheffe de projet a dit que cette case était libre et qu'elle pensait que nous l'apprécierions en tant que jeunes mariés. Je ne lui ai pas expliqué notre arrangement.

— Non, évidemment, dit Oti en se mordillant la lèvre inférieure.

— Je te suspecte d'avoir bientôt droit à un interrogatoire de la part de tes collègues. Elle était assez choquée que tu ne m'aies pas mentionné plus tôt.

Oti pouvait aisément l'imaginer. Tout le monde avait été si concentré sur le bébé que personne jusqu'ici ne l'avait interrogée sur son brusque changement de statut. Mais elle se doutait que les questions n'allaient pas manquer.

— Mais nous ne pouvons pas partager une case, Lukas.

Sa voix tremblait et elle ne pouvait l'empêcher. Ses yeux allèrent presque malgré elle au large lit.

— Nous ne pouvons pas partager... *cela.*

Il ne l'avait plus touchée depuis qu'ils avaient fait l'amour une semaine auparavant. Après leur bain, et sa révélation choquante, il avait fermé la porte entre leurs deux suites.

Elle avait essayé de ne pas en être blessée. Manifestement, il était le genre d'homme à préférer l'excitation de la conquête à la répétition. Mais elle le savait, non ?

Et, après tout, ce n'était pas lui qui avait commencé, ce soir-là.

Ou alors elle avait été très mauvaise au lit. Ce n'était pas parce qu'elle avait trouvé l'expérience merveilleuse que Lukas en avait été tout aussi transporté.

Elle se sentit rougir. Comment ne s'en était-elle pas rendu compte ?

— J'en conviens, dit-il. Ce n'est pas idéal.

— *Idéal ?*

Elle se força à rire, mais ce rire sonna faux. Puis elle promena les yeux sur le *tukul* joliment aménagé avec une coiffeuse, une chaise et un tapis neuf. Cela n'allait pas du tout. Ce n'était pas parce que Lukas avait dit à ses divers conseils d'administration qu'il partait en lune de miel qu'il fallait que cela y ressemble.

— Nous devrions avoir une case chacun, marmonna-t-elle. En tout cas, je ne suis pour rien là-dedans, sois-en certain.

— Bien sûr que tu n'y es pour rien.

Il traversa le petit espace et vint poser les mains sur ses épaules.

— Et tu ne crois pas que j'y suis, *moi*, pour quelque chose, n'est-ce pas ?

— Bien sûr que non, répondit-elle sans pouvoir détacher son regard du sien. Tu as montré clairement que tu ne souhaitais pas poursuivre quelque intimité que ce soit entre nous.

— En effet. Je suis content que ce soit clair.

Elle se sentit blessée par son air soulagé.

— Mais tu n'as pas insisté pour que l'on ait des cases séparées ? demanda-t-elle en déglutissant péniblement.

Il la prit par un poignet, la fit entrer et ferma la porte de la case.

— Il ne faudrait pas que l'on nous entende. Et non, je ne l'ai pas fait, répondit-il. Mais seulement pour ne pas éveiller les suspicions. Après tout, nous sommes censés être des jeunes mariés.

Oti se libéra de sa prise. À sa vive honte, elle était terriblement troublée d'être seule avec lui. Elle déglutit de nouveau.

— Pourtant, nous ne pouvons pas rester ici… et partager un lit.

— Nous n'avons pas le choix, dit-il, et elle se sentit insultée par son intonation. Nous sommes des adultes, pas des adolescents inexpérimentés. Je suis sûr que nous pouvons dormir dans le même lit sans nous toucher.

Le souvenir de leur nuit ensemble lui revint sans qu'elle le veuille. Il l'avait si souvent attirée à lui, comme s'il ne pouvait se rassasier d'elle. Elle s'était sentie tellement désirable, tellement chérie… Mais, à présent, il ne semblait plus être le même homme. Il la tenait à distance, alors qu'elle ne pouvait imaginer vouloir être un jour avec quelqu'un d'autre.

Il avait gâché son avenir de femme. Mais si elle avait pu revenir en arrière et choisir entre une nuit avec Lukas et une vie entière avec un autre homme, elle l'aurait choisi, lui. Sans hésiter.

— Bien sûr, répliqua-t-elle d'un ton lugubre.

— En outre, tu seras dans cet hôpital dix-huit heures par jour, d'après ce que tu m'as dit, travaillant parfois la nuit. Et de mon côté, on m'a déjà donné une liste de tâches à effectuer, alors je serai très occupé. La plupart du temps, nous ne serons même pas ici au même moment.

— De toute façon, nous serons si fatigués que nous nous endormirons tout de suite, ajouta-t-elle, en souhaitant pouvoir le croire.

En réalité, elle n'imaginait pas une femme capable de dormir sereinement dans le même lit que Lukas. Ce n'était sûrement jamais arrivé.

Elle se sentit troublée à cette idée et rougit. Il l'observa avec attention.

— Ça va ?

— Il fait un peu chaud, ici, tu ne trouves pas ? dit-elle en se dirigeant vers la porte. On marine souvent dans sa sueur dans ces cases. Je connais des gens qui sortent leur lit dehors, la nuit, pour avoir un peu d'air.

— Pour l'instant, nous ferions mieux de montrer que nous supportons d'être ensemble.

Elle hocha la tête avec raideur. Cela semblait être si facile pour lui. Et devait l'être, sans doute.

— Comment va le bébé, au fait ? s'enquit Lukas.

— Shangok ?

Elle haussa les épaules, l'air triste.

— On ne sera pas fixés avant un certain temps. Il est sous perfusion, et nous utiliserons au mieux nos ressources limitées. C'est tout ce que l'on peut dire pour l'instant.

— Il souffre toujours ?

— Terriblement. Nous lui administrons des médicaments pour réduire les spasmes, mais un rien peut les provoquer.

— C'est affreux.

— Oui.

Il semblait réellement se soucier de l'enfant malade. Mais pourquoi pas ? Il n'était pas un monstre sans cœur, après tout.

— Il a vraiment besoin d'immunoglobuline, mais nos stocks sont très bas, reprit-elle. Nous aurions dû être réapprovisionnés il y a quelques semaines, seulement les pluies ont rendu les routes impraticables. La dernière fois que j'étais ici, trois bébés sont morts en vingt-quatre heures.

— Je croyais que le tétanos était pratiquement éradiqué.

— Pas ici.

Oti essaya de se concentrer sur son sujet, et pas sur la façon dont la compassion que montrait Lukas le lui rendait encore plus « aimable ». Elle était en train de tomber amoureuse de lui, elle le savait.

— Et la vaccination ? L'éducation ?

— Nous œuvrons dans ce sens. Le PSO et de multiples autres organisations caritatives… Nous travaillons avec le gouvernement depuis des années, et nous gagnons du terrain. Mais c'est un énorme chantier, et l'argent manque souvent. Nous ne sommes pas milliardaires.

Elle s'arrêta, horrifiée, attendant qu'il réagisse.

— Je ne te demandais pas de nous financer, ajouta-t-elle comme il ne disait rien.

— Je sais.

— Je ne voulais pas dire…

— Je sais. Bon, ces derniers jours ont été longs, et je suggère que nous dormions un peu. Nous serons plus en forme demain.

Comment pourrait-elle dormir en étant couchée à côté de lui ? Tout ce qu'elle désirait était de le toucher, d'être touchée par lui. Comme l'autre nuit. Mais il ne le voulait pas.

— C'est une bonne idée, dit-elle. Je vais me changer dans les cabines de douche.

— Non, reste ici, c'est moi qui y vais. Et je veux vérifier le programme de demain avec un des volontaires que j'ai rencontrés cet après-midi. Tu seras sans doute endormie quand je reviendrai.

— Bon. Eh bien, à demain, Lukas. Bonne nuit.

9.

Malgré ses craintes, Oti se réveilla le lendemain matin après une nuit plus paisible que ce qu'elle avait connu dernièrement. Les bruits matinaux du camp résonnaient autour du *tukul*, en revanche elle n'entendait rien du côté de Lukas qui avait dormi en lui tournant le dos.

Elle tourna la tête et constata qu'il était parti. Son estomac se noua, mais elle se raisonna. Il se levait tôt, elle le savait ; cela ne voulait pas dire qu'il cherchait à l'éviter.

Elle se glissa hors de la moustiquaire, enfila un short et un T-shirt puis se rendit aux douches. C'était loin d'être le jet à haute pression qu'elle appréciait chez Lukas, mais l'eau tiède qui ruisselait chichement sur son corps lui était familière, comme le fait d'avoir à éviter les chauves-souris suspendues au-dessus de sa tête. C'était ce qu'elle avait connu pendant quatre ans et, d'une certaine manière, elle trouvait cela réconfortant.

Elle se sécha puis retourna à leur case, espérant que Lukas serait revenu. Mais il n'était pas là.

Alors elle alla voir Shangok. Son état ne s'était pas encore amélioré, mais, au moins, il n'avait pas empiré. C'était tout ce qu'elle pouvait espérer à ce stade. La mère du bébé était assise près du lit, impassible. Le cœur d'Oti se serra. La mort faisait partie de la vie, ici, et les mères étaient tellement habituées à voir mourir leurs enfants qu'elles restaient stoïques. Ce qui ne signifiait pas qu'elles ne souffraient pas. En Afrique, elles portaient constamment leurs bébés contre elles, ce qui rendait le tétanos encore plus cruel. Il n'était pas facile de leur expliquer qu'elles devaient les toucher le moins possible parce que cela leur faisait mal.

Elle adressa un petit sourire et quelques mots à la maman, puis elle se rendit dans la tente principale pour se familiariser avec les nouveaux cas arrivés depuis son départ. Elle était si absorbée par son travail qu'elle ne remarqua pas qu'Amelia était là jusqu'à ce que son amie l'étreigne chaleureusement.

— Espèce de cachottière ! dit-elle en riant. Tu t'es bien gardée de dire que tu te mariais. Félicitations !

Oti éprouva une bouffée de culpabilité.

— Je suis désolée de n'avoir rien dit. C'est juste que…

— Tu ne voulais pas que cela te porte malheur, c'est ça ?

— En quelque sorte, dit-elle, se sentant honteuse quand sa collègue passa un bras sous le sien.

— Comment s'appelle-t-il déjà ? Luke ?

— Lukas, corrigea Oti, attendant qu'Amelia fasse la relation avec le célèbre milliardaire.

Mais cette dernière se concentrait déjà sur ses patients.

— Je te le présenterai plus tard, ajouta-t-elle. Peut-être à la pause déjeuner.

Son amie la regarda, surprise.

— Ton mari est parti avec les logisticiens pour récupérer une livraison. Tu ne le savais pas ?

Lukas s'était déjà joint aux logisticiens ? Et pour une mission qui allait le tenir éloigné du camp pendant quelques jours, comme par hasard…

Oti se força à afficher un sourire.

— Eh bien, je te le présenterai à son retour. Et étant donné tous ces nouveaux cas, nous n'allons pas sortir d'ici avant un bon moment, de toute façon.

— Tu l'as dit.

Amelia eut un sourire contraint. Puis elle exposa un cas de malaria qui avait entraîné une fausse couche à quinze semaines.

— Le taux d'hémoglobine était inférieur de moitié à la normale, expliqua-t-elle. Heureusement, la mère de Jalka était compatible et a bien voulu lui donner du sang.

— Super, dit Oti.

Les superstitions empêchaient fréquemment les dons de sang,

et il était souvent difficile d'en trouver. Aussi les médecins et les infirmiers donnaient-ils le leur dans l'espoir de sauver des vies.

— Cela remonte à quelques jours, c'est ça ? demanda-t-elle.

— Oui, et ta tâche aujourd'hui est plutôt agréable pour te remettre dans le bain, déclara Amelia avec un grand sourire. Il s'agit de faire subir un dernier test à Jalka et de la renvoyer chez elle avec des comprimés de fer.

— Formidable… Si seulement tout était aussi plaisant, dit Oti en souriant à son tour.

— À gauche… À gauche.

Lukas transmit au chauffeur, Jean-Christophe, les instructions qui lui étaient données par talkie-walkie depuis le véhicule qui les précédait.

Ils avaient passé plusieurs jours à cahoter sur des pistes rendues à peine praticables par les récentes pluies. Ils avaient enfin atteint l'aérodrome pour récupérer le ravitaillement, et maintenant, ils rentraient au camp. Il allait retrouver Oti.

Il chassa cette pensée de son esprit.

Il avait été étonnamment satisfaisant de sauter du 4x4 avec le reste de l'équipe pour le pousser lorsqu'il s'embourbait. L'exercice physique l'avait aidé à se vider la tête comme il avait espéré que quitter le camp le ferait.

Quitter le camp pour s'éloigner d'Oti.

Passer la nuit à côté d'elle sans la toucher avait été une torture. En Angleterre, garder ses distances avec elle avait déjà été un défi alors qu'il pouvait s'éclipser la majeure partie du temps dans son bureau. Mais être coincé avec elle dans ce camp pour un mois ou plus allait être une agonie.

Il avait eu besoin de trouver une occupation qui l'épuise aussi bien mentalement que physiquement. Travailler avec les logisticiens semblait être la solution idéale. Alors que l'équipe médicale s'occupait des patients, eux se chargeaient de tout le reste : dresser des tentes, construire des cases, surveiller les générateurs, creuser des puits, aller chercher du ravitaillement… La liste semblait sans fin.

C'était exactement le genre de travail auquel il pouvait s'atteler étant donné son goût pour la mécanique – et exactement le genre de choses qui pouvait l'aider à détourner son esprit de sa nouvelle épouse.

Vrai ou non ?

— Il faudra bientôt s'arrêter, annonça un jeune Allemand assis à l'arrière. Il est temps de recharger le générateur du camion.

— Je vais alerter les autres véhicules, dit Lukas en reprenant le talkie-walkie.

Il était content de se rendre utile, et il commençait à comprendre pourquoi Oti s'était tellement engagée dans l'organisation humanitaire ces quatre dernières années.

— José dit qu'il y a un plat dans deux kilomètres environ, reprit-il. Il pense qu'il faudrait s'arrêter là.

— D'accord, répondit Jean-Christophe, un Français. Je m'y arrêterai. Mais tu es prêt pour un interrogatoire en règle ?

Il éclata de rire et Lukas se tourna vivement vers lui.

— Pardon ?

— José connaît Oti depuis des années, contrairement à nous. Il l'aime bien, et il voudra en savoir plus sur toi.

— Bon. Un homme averti en vaut deux.

Lukas se radossa à son siège, pas très inquiet. Cela ne l'ennuyait pas que José, le chauffeur du camion, lui pose des questions. En fait, que l'équipe soit aussi soudée était une bonne chose. Oti l'avait comparée à une famille, et elle avait raison. Au moins, se dit-il, les choses seraient plus faciles pour elle quand leur mariage – leur parodie de mariage – prendrait fin. Elle aurait ce travail et ces gens vers qui revenir. Curieusement, cette idée lui fit éprouver un pincement… de jalousie.

Peu après, ils s'arrêtèrent sur un terre-plein auquel on accédait par une route très étroite, bordée par un précipice. Lukas se demandait comment le camion avait fait pour passer sans mettre des roues dans le vide quand il vit qu'un petit groupe était rassemblé autour du gros véhicule, l'air ennuyé.

Soudain, au milieu, il aperçut Oti.

Bon sang, qu'est-ce qu'elle fait là ? se demanda-t-il, tandis que son estomac se contractait.

Il la rejoignit. Sans un mot, ils s'écartèrent légèrement du groupe.

— Je n'avais pas prévu de te croiser, dit-elle d'une voix calme. Nous savions juste que vous deviez rentrer par là. Il y a dans cette direction un camp où nous envisageons depuis des mois de vacciner contre la rougeole, mais nous n'avions pas les vaccins.

— Alors vous avez voulu gagner du temps en venant à notre rencontre, conclut-il en s'efforçant de garder un ton ferme. C'est sensé.

Ce qui l'était moins, c'était la façon dont son pouls battait la chamade. Il le sentait s'emballer, surtout dans son cou.

— Exactement, dit-elle, paraissant soulagée. Alors c'est bon ?

— C'est bon.

Lukas mourait d'envie de la toucher, de la goûter. S'obligeant à feindre la nonchalance, il rejoignit le groupe au moment où Alex, l'Allemand, rendait son verdict.

— C'est le filtre à essence qui ne va pas. Mais il faudrait Clem pour le réparer.

— Qui est Clem ? demanda Lukas.

— Le mécanicien. Il est au camp, répondit Jean-Christophe en esquissant une grimace.

Des commentaires inquiets fusèrent dans le groupe. Il y avait dans le camion des médicaments anti-malaria, des vaccins contre le tétanos, la rougeole, et d'autres fournitures qui devaient rester au frais, et seul un générateur en bon état pouvait procurer ce froid.

— Il n'y a que lui qui peut faire la réparation, dit Alex.

— À moins que toi..., commença Oti, hésitante, en regardant Lukas.

— Tu es mécano ? demanda Jean-Christophe, les sourcils froncés.

— Je m'y connais un peu.

— Il construisait ses propres voitures de course, intervint Oti.

Elle jeta un coup d'œil à son mari.

— C'est Edward qui me l'a dit. Désolée, mais ce n'est pas le moment de se montrer modeste. Si nous ne réparons pas tout de suite, nous pouvons perdre une quantité importante de produits.

Tandis que les autres approuvaient, Lukas alla voir le générateur. C'était bien le filtre à essence qui devait être changé.

— Vous avez des pièces de rechange ? demanda-t-il.

— Non. On ne peut pas garder trop de matériel au camp, à cause des crapules qui errent dans le coin.

Il hocha la tête.

— On n'a rien ? Pas même un vieux générateur ?

— Si ! s'écria un autre chauffeur. J'en ai un dans la voiture, mais il ne marche pas.

— Aucune importance. J'ai juste besoin du filtre.

— Je vais le chercher !

Le chauffeur se précipita vers sa voiture tandis que Lukas se mettait à travailler sur le générateur du camion.

L'homme revint, l'air sombre.

— Ce n'est pas le même modèle. Le filtre ne va pas coller.

Lukas tendit une main.

— Laissez-moi voir.

Il examina la pièce avec attention.

— Je crois que je pourrai bricoler quelque chose.

— Qu'est-ce que ça veut dire, « bricoler » ? demanda Jean-Christophe.

Lukas se mit à rire. Il se rendait compte qu'il n'avait pas été aussi heureux ni aussi détendu depuis longtemps en dépit de la situation. Et il soupçonnait que ce changement d'état d'esprit remontait au mois dernier.

À son mariage, en fait.

— Bon. « Bricoler », ça veut dire arranger. Et je vais m'en occuper.

— Écartez-vous, dit le Français. Laissez-le travailler. Il

va nous montrer qu'il n'est pas seulement la moitié de notre petite Oti, finalement.

— Jean-Christophe..., intervint Oti, l'air gêné.

Lukas releva la tête, amusé.

— C'est comme ça qu'on m'appelle ?

— Oui, dit José, visiblement ravi qu'il ne se vexe pas.

— Eh bien, messieurs, je vais effectivement vous montrer, ainsi qu'à ma magnifique épouse, que je suis un peu plus que ça.

Il vit rosir Oti et sentit sa poitrine se dilater.

— Tu sais que tu es le héros de la semaine ?

Lukas leva les yeux à l'approche d'Oti. Elle remarqua que son visage prenait une belle couleur dorée, le rendant encore plus séduisant, si c'était possible. Vaillamment, elle tenta de calmer les battements effrénés de son cœur.

— Ah oui ? dit-il d'un ton traînant.

— Tout le monde parle de toi. Tu ne peux aller nulle part sans remporter des succès, n'est-ce pas ?

— J'ai juste bricolé un filtre.

— Ne te sous-estime pas, répliqua-t-elle, soudain sérieuse. Si tu n'avais pas réparé ce générateur, nous aurions perdu des choses essentielles pour nous.

— À propos... Tu es partie si vite, une fois la réparation effectuée, que je n'ai pas pu te demander comment va Shangok.

— Il a développé une apnée du sommeil et les spasmes ont augmenté le deuxième jour, alors nous avons craint le pire.

Elle ne lui dit pas qu'Amelia et elle avaient passé la nuit et la journée suivante au chevet du bébé.

— Et puis les médicaments ont commencé à faire effet et les choses ont cessé d'empirer. Enfin, il est allé un peu mieux. Pas beaucoup, mais assez pour nous redonner de l'espoir.

— Et maintenant ?

— Il a vraiment une chance de s'en sortir.

Elle le dévisagea un moment, avant d'ajouter :

— Tu as pris cette mission logistique pour rester loin de moi ?

Il but une longue gorgée de sa bière, se donnant le temps de réfléchir.

— Je pense que rester à l'écart l'un de l'autre est le mieux, tu n'es pas d'accord ?

Elle secoua la tête.

— Pourquoi ? demanda-t-elle à voix basse.

— Parce que coucher avec toi cette nuit-là est la dernière chose que j'aurais dû faire.

— Ça a vraiment été si désagréable pour toi ? demanda-t-elle malgré elle pour s'en vouloir aussitôt.

— Quoi ?

— Oublie ce que j'ai dit.

— Oti…

— Non, vraiment. Oublie.

— Tu crois que je n'ai pas trouvé ça bien ?

Elle décida de jouer franc-jeu. Ici, elle se sentait toujours plus forte. Plus audacieuse. Plus elle-même. Elle carra les épaules et le regarda bien en face.

— Manifestement, car tu t'es soigneusement efforcé de ne pas être seul avec moi depuis.

— Je voulais te laisser tranquille.

— S'il te plaît ! Tu n'as pas besoin d'édulcorer les choses.

— Je n'édulcore rien du tout. J'essaye d'être raisonnable. Plus raisonnable que lorsque je t'ai prise dans mon lit.

Elle fronça les sourcils.

— C'est moi qui suis venue à toi.

— Parce que tu t'y sentais obligée. Tu te disais que tu devais faire l'amour avec moi.

— Je t'assure que non.

Était-ce vraiment ce qu'il avait pensé ?

— Nous avons fait l'amour, j'ai découvert que tu étais vierge et tu m'as dit que le seul homme qui t'avait approchée était un voyou qui t'avait agressée.

Il bataillait pour ne pas élever la voix, mais elle savait que sa frustration n'était pas dirigée contre elle.

— Je suis venue à toi ce soir-là parce que j'en avais *envie*. Parce que je l'avais *choisi*.

— Je ne suis pas l'homme qu'une femme comme toi devrait choisir pour lui faire un tel cadeau, Oti. Ceci est un arrangement, pas un vrai mariage. Il ne faut pas confondre les deux, et coucher ensemble a brouillé les lignes.

— Tu veux dire que, d'après toi, nous ne pouvons pas partager un lit sans… brouiller les lignes ?

— J'en suis sûr.

Sa voix s'enroua, et aussitôt le corps d'Oti se mit à fondre de nouveau. Et la chaleur n'y était pour rien.

Un lourd silence tomba, chargé de désir. Elle ouvrit la bouche pour le rompre, mais n'y parvint pas.

Peut-être avait-il raison. Elle oubliait trop facilement leur accord. Il ne s'agissait pas pour elle de *vouloir* être avec son mari. Il s'agissait de *devoir* être avec lui.

— Il y a une épidémie d'hépatite E qui a éclaté dans le village le plus proche, reprit Lukas au bout d'un moment, la surprenant. J'ai parlé avec Clay, tout à l'heure, et il s'est déjà rendu sur place pour enquêter. Il n'a trouvé aucun résidu de chlore dans l'eau que les villageois gardent chez eux.

— C'est étrange, commenta-t-elle, les sourcils froncés. Nous chlorons toujours l'eau avant de la distribuer. Il le faut. L'hépatite E et la diarrhée aiguë peuvent facilement tuer, par ici.

Elle ignorait pourquoi Lukas avait changé de sujet, mais elle essayait de suivre. Clay était le responsable sanitaire.

— Nous nous demandons si la contamination s'est produite au point d'eau, dans la citerne ou ailleurs, et s'il peut y avoir recontamination. Nous avons besoin d'appareils de mesure et de testeurs chimiques pour faire une enquête complète.

— Très bien. Ce sera intéressant de voir les résultats. Si quelque chose ne va pas, ce sera l'occasion d'y remédier et de sauver des vies.

Oti esquissa un sourire forcé.

— J'ai pensé que vous voudriez peut-être mettre sur pied

une équipe médicale pour aller les vacciner ou les traiter. Nous pourrions travailler ensemble, dit-il, hésitant.

Elle sentit son cœur s'emballer.

Elle ne voulut pas lui dire qu'il n'y avait pas grand-chose à faire pour des maladies causées par l'eau. Ils pouvaient seulement tester les gens pour voir s'ils étaient positifs. Tout reposait sur des mesures préventives et l'éducation à une bonne hygiène.

Mais si Lukas souhaitait qu'ils collaborent, ils pourraient peut-être partir de ce but partagé pour forger une nouvelle connexion et revenir au point où ils s'étaient trouvés auparavant…

Certes, il serait logique qu'ils gardent une petite distance entre eux sur le plan personnel. Le problème, c'était que son corps et son esprit ne semblaient pas être d'accord pour procéder *logiquement*.

10.

— Nous avons isolé plusieurs personnes positives à l'hépatite E, dit Oti quelques jours plus tard, alors que Lukas passait la tête dans sa tente médicale. L'une d'entre elles est enceinte. Il faut vraiment que vous trouviez la source de la contamination avant notre départ, ou tout le village va y passer.

— Clay et moi avons vérifié les réserves d'eau installées par le PSO et elles sont toutes propres. Nous avons aussi contrôlé plusieurs foyers du village et ils sont également propres.

— Il y a pourtant une contamination quelque part. J'ai trop de patients atteints, dit Oti, les sourcils froncés.

— Dans quelle partie du village vivent-ils ? demanda Lukas. Cela peut peut-être nous aider à cerner la source.

— Oui.

Se tournant vers sa traductrice, Oti lui demanda où se trouvaient les cases des malades et celle-ci dessina un plan pour le lui montrer.

Peu après, Lukas, Oti et son équipe partirent ensemble pour le village.

Sur place, ils coopérèrent pendant trois jours. Comme ils étaient entourés de leurs collègues, la gêne qui s'était installée entre eux depuis qu'ils avaient fait l'amour se dissipa peu à peu. Oti profita de son séjour pour vacciner les enfants contre la rougeole, et elle fut heureuse d'apprendre que Clay et Lukas rentreraient au camp en même temps qu'elle.

— Clay fait son pot de départ après-demain soir, et il est bien décidé à être là-bas à temps, dit Lukas en riant.

Elle lui répondit par un grand sourire.

— Ah, ça signifie bière et barbecue. Je ne peux pas laisser

mon équipe manquer cette fête, sinon, plus personne ne voudra venir en mission avec moi.

— Nous pourrons peut-être prendre un verre ensemble.

Oti mit les mains dans les poches de son short pour ne pas les lever d'un geste ravi.

— Ce serait plaisant.

— Bon. Va pour ce verre.

— D'accord.

Puis Lukas s'éloigna et elle le suivit un long moment des yeux.

Cela avait été une bonne mission, pensa Lukas, deux jours plus tard, en allant prendre une douche tiède dans le camp.

Le travail avait été pénible, la chaleur aussi, mais il en avait tiré une grande satisfaction – le sentiment que ce qu'il faisait servait vraiment à quelque chose.

En Angleterre, gagner de l'argent était bien, mais ici, il contribuait à sauver des vies. Et il se sentait plus en paix avec lui-même qu'il ne l'avait jamais été.

Ou bien c'était l'effet qu'Oti produisait sur lui. Il ne pouvait nier que travailler avec elle avait été harmonieux et, d'une certaine manière, *juste*.

Mais maintenant ?

Ce soir, ils allaient retrouver leur *tukul* et partager le même lit, et il était forcé de reconnaître qu'il la désirait plus que jamais, maintenant qu'ils avaient abattu cette barrière invisible entre eux. Peut-être pourrait-il se faire installer un hamac dehors, au risque de se faire dévorer par les moustiques ? Il verrait en temps voulu.

Une des cabines de douche étant occupée, il prit l'autre et se détendit merveilleusement sous le filet d'eau. C'était divin. Quand il sortit, vêtu d'un short, il se sentait propre, rafraîchi, et prêt à affronter n'importe quoi, y compris une autre nuit avec Oti, en résistant à l'envie de la prendre dans ses bras et de lui rappeler comme ils avaient été bien ensemble quand ils avaient fait l'amour.

Il allait partir quand elle sortit de l'autre cabine, drapée dans une longue robe-chemise blanche, une serviette enroulée sur ses cheveux. Ses yeux bleus s'écarquillèrent.

— Qu'est-ce que tu fais là ? Je croyais que tu devais t'occuper de la voiture.

— Et moi, je pensais que tu voulais manger quelque chose d'abord. Tu cherches à m'éviter ?

— Non.

Soudain, Lukas décida qu'il en avait assez de ce jeu-là. Il s'avança vers sa femme, la fit reculer contre le mur en briques et posa une main près de sa tête. Sans la toucher. Elle n'essaya pas de lui échapper.

— Je t'ai manqué, n'est-ce pas ? demanda-t-il, la voix rauque.

— Non, répondit-elle en rougissant.

Il eut envie de glisser une main dans son décolleté pour sentir la chaleur de sa peau.

— Ai-je besoin de te rappeler ce qui s'est passé la dernière fois que tu as menti ? reprit-il doucement.

— Faut-il que je te le rappelle, moi ? répliqua-t-elle, et il sentit l'excitation raidir son corps.

— Non. Je m'en souviens très bien. Je me le suis remémoré sans cesse depuis que c'est arrivé.

Sa voix rauque les enveloppait tous les deux.

Il n'aurait su dire ce qui le poussa à saisir une mèche de ses longs cheveux mouillés qui sortait de la serviette pour l'enrouler autour de son doigt en la regardant dans les yeux, puis la lui passer derrière l'oreille. Elle avait le souffle court. Soudain, il s'approcha plus près et posa sa bouche sur la sienne.

Elle fondit immédiatement contre lui. Le soupir qu'elle laissa échapper lui fit l'effet d'une caresse de sa langue sur son sexe durci, ce qui le rendit fou.

Il approfondit le baiser, lui ôta la serviette et glissa les doigts dans ses cheveux. Il explora sa bouche, longuement, promena ses lèvres le long de sa mâchoire jusqu'au creux sensible sous son oreille. Elle s'arqua contre lui, pressant ses seins contre son torse dénudé, et il en sentit la pointe dressée à travers la fine étoffe de sa robe. Il comprit qu'elle ne portait rien dessous et cela acheva de lui faire perdre tout contrôle.

Il abaissa son décolleté et prit un téton dans sa bouche.

— Nous ne devrions pas…, dit-elle d'une voix sourde.

— Tous les autres sont déjà à la fête, murmura-t-il contre sa peau satinée. Ils ne viendront pas par ici.

— Je sais. Nous sommes les derniers…

— Chut, dit-il en se consacrant à son autre téton.

Elle poussa une exclamation étouffée, de pur plaisir, et prononça son nom dans un gémissement. Il faillit lui relever sa robe et la prendre là, sur-le-champ. À la place, il la caressa et elle répondit magnifiquement à ses caresses.

— Ma splendide femme…

Les mots lui échappèrent, mais il ne les regretta pas.

Elle était tout ce qu'il avait toujours désiré sans le savoir et se perdre en elle était délicieux. Sa ferveur était telle qu'il prit conscience au bout d'un moment seulement des voix qui approchaient.

— Ne bouge pas, murmura-t-il en tirant derrière eux le rideau de la douche.

Ils attendirent que les arrivants entrent dans les autres cabines et commencent à se doucher pour s'échapper. Lukas se sentait comme un jeune polisson faisant une sottise – ce qu'il n'avait jamais été. Il avait commencé à s'occuper de sa mère de si bonne heure qu'il n'avait pas eu le loisir de s'amuser et de faire des bêtises. Ensuite, occupé à bâtir sa fortune, il n'avait pas eu de temps pour la frivolité.

Mais avec Oti, il s'amusait. Et il avait l'impression d'être un gamin. Il se dit qu'il avait peut-être besoin d'un peu plus d'insouciance dans sa vie.

D'un peu plus d'Oti.

Quelques instants plus tard, quand l'eau commença à couler à côté, il s'assura que la voie était libre et expédia son épouse effarée vers leur *tukul* avant de la suivre cinq minutes après pour sauvegarder les apparences.

Oti se tenait à côté du lit, hésitante, attendant que Lukas arrive. Leur moment d'intimité était-il terminé, ou était-elle censée l'attendre pour le prolonger ? Tout son corps vibrait encore de ses caresses, et une part d'elle-même redoutait qu'il ait pu changer d'avis entre les douches et leur case.

Elle n'avait jamais, *jamais* fait quelque chose d'aussi fou auparavant, et n'en avait même jamais eu l'idée. Elle savait bien, pourtant, qu'il y avait de temps en temps des aventures de ce genre entre les volontaires. Ils avaient beau être là pour faire le bien, ils n'en restaient pas moins des jeunes gens de chair et de sang. Mais elle ?

Tout ce qu'elle désirait, à présent, c'était se retrouver dans ce lit avec Lukas. Elle en avait rêvé depuis leur première nuit ensemble, même si l'intensité des sentiments qu'elle lui portait l'avait effrayée. Mais là, elle se dit que si elle le désirait à ce point, elle pouvait cesser d'attendre qu'il vienne à elle. Elle pouvait prendre son destin en main.

Inspirant profondément pour se donner du courage, elle ôta sa robe, écarta la moustiquaire et s'allongea au milieu du lit, ne portant qu'une culotte de dentelle. Un moment plus tard, Lukas arriva, et lorsqu'il la regarda, elle retint son souffle.

— Ne bouge pas, ordonna-t-il d'un ton sourd.

— Je n'en avais pas l'intention.

Elle aima l'effet que ces mots produisirent sur son mari. Les yeux noirs de désir, il se débarrassa prestement de son short et se montra dans toute sa splendeur d'homme excité. Elle poussa un soupir d'admiration, la bouche soudain sèche.

Il se glissa sous la moustiquaire, monta sur le lit, la prit dans ses bras et la mit sur le dos avant qu'elle ait le temps de réaliser ce qui se passait. Elle ferma les yeux.

C'était ce qu'elle avait attendu.

C'était…

Mais, brusquement, Lukas se figea et elle rouvrit les paupières, surprise. Est-ce que quelque chose n'allait pas ?

— Un préservatif ? demanda-t-il d'un ton rogue.

Elle resta sans voix.

— Tu en as ? Il nous en faut un.

— Il y en a quelques-uns dans le tiroir de la coiffeuse, répondit-elle enfin.

La mâchoire de Lukas se durcit.

— Tu gardes des préservatifs avec toi ? Depuis quand ?

Oti ne se démonta pas.

— Figure-toi que c'est ma patronne qui m'en a donné. Dès qu'elle t'a vu.

— Je suppose que c'est censé être un compliment ?

— Fais-moi confiance, c'en est un. Nous, les médecins, nous avons parfois un sens de l'humour un peu bizarre.

— Je m'en aperçois, dit-il sèchement avant de se lever pour aller à la coiffeuse.

— Mais j'ai des remords, poursuivit-elle en le suivant des yeux. Les gens d'ici en ont si peu…

— J'en ferai envoyer des centaines, répliqua-t-il en revenant vers le lit. Et même des milliers, à condition que tu te taises et que tu enfiles ce truc-là sur mon sexe.

Elle ne put s'empêcher de pouffer comme une écolière, et elle se sentit heureuse d'être redevenue légère, ce qui ne lui était plus arrivé depuis longtemps.

— Je préférerais que tu envoies des milliers de vaccins contre le tétanos, dit-elle, plaisantant, tandis qu'il refermait la moustiquaire.

— Entendu, marmonna-t-il en jetant le préservatif sur le lit.

Elle sourit.

— Tu as une idée de ce que cela te coûterait ? demanda-t-elle en déchirant la pochette.

Elle espéra qu'il ne verrait pas trembler ses mains. Il était tellement magnifique, dans toute la gloire de sa virilité ! Elle se sentait brûlante.

— Si cela peut t'ôter tes remords d'utiliser un préservatif

pris sur les réserves, je suis prêt à débourser l'argent, déclara-t-il d'une voix rauque, pendant qu'elle glissait le manchon sur son sexe durci. Tu as oublié que je suis milliardaire ?

— Ce détail m'a peut-être échappé, répondit-elle, moqueuse, le désir faisant trembler sa voix.

— Maintenant, cesse de parler et viens ici.

Il l'attira sous lui.

— Voilà qui est beaucoup mieux, dit-il.

Puis il prit son temps pour la dévorer des yeux, comme s'il ne pouvait se rassasier de la regarder, et Oti se sentait plus belle que jamais. Enfin, il s'installa entre ses jambes, poussant son sexe au creux de son ventre.

— Lukas…

— Chut, *my lady,* murmura-t-il en lui taquinant le cou de ses dents. Il n'est plus temps de parler.

Soudain, il s'écarta et saisit sa jolie culotte qu'il déchira d'un coup sec. Puis il reprit sa place et elle le sentit enfin là où elle brûlait de le sentir. Il pénétra en elle avec précaution, comme s'il se retenait. Fiévreusement, elle noua les jambes autour de lui, et fut comblée quand son sexe s'enfonça davantage en elle.

— Attention, murmura-t-il. Je ne sais pas combien de temps je pourrai te résister.

Elle passa les mains sur son dos musclé, griffant la peau de ses ongles, le sentant frémir de plaisir.

— Et si je ne veux pas que tu me résistes ? murmura-t-elle en se haussant vers lui.

— Oti…

— Viens, Lukas. S'il te plaît…

Il se glissa plus loin encore en émettant un long soupir auquel elle répondit par un gémissement. Puis comme il la possédait avec fougue, elle passa ses bras autour de lui et se cramponna à lui, le laissant l'emporter vers l'apogée du plaisir.

C'était à la fois primitif et parfait, et Oti se sentait au septième ciel. Puis il glissa une main entre eux pour la caresser, et ce geste magique la précipita dans un abîme de volupté. Il la suivit tout de suite après, criant son nom contre son cou, et elle se rendit compte qu'elle ne se lasserait jamais de ce bonheur-là. Elle ne pouvait plus nier ce qu'il y avait dans son cœur.

Leur mariage était peut-être faux, mais le fait qu'elle aimait son mari de tout son être était très réel.

11.

— Je ne t'ai pas dit : j'ai réussi à appeler Edward par le satellite.

C'était des heures plus tard. Ils avaient un peu dormi, puis refait l'amour, et Oti savait que Lukas était réveillé.

Le lit bougea tandis qu'il tendait un bras pour allumer la lampe. Une lumière douce les nimba. Il s'assit et la prit contre lui.

— Il a été opéré ?

— Non, mais il va l'être dans la semaine.

— C'est une excellente nouvelle.

— Oui.

— Et quand saurez-vous si cela a marché ?

— On aura une idée dans trois mois, mais ce sera plus net dans neuf mois.

— S'il a besoin de quoi que ce soit d'autre, tu n'hésites pas à me demander, d'accord ?

Il leva une main et lui prit doucement le menton. Ce geste tendre lui donna envie de pleurer, mais elle se retint.

— Merci. Je ne pensais pas qu'il finirait par accepter l'opération.

— Pourquoi ? Il avait peur que ça ne marche pas ?

— Peut-être. Ou bien il avait peur que ça marche, au contraire.

Comme Lukas la regardait bizarrement, elle poursuivit :

— C'est difficile à expliquer. Je pense qu'il se sent responsable de la mort de notre mère. Ce soir-là, elle devait aller à une réunion et il n'a pas voulu l'accompagner. Or elle, qui détestait conduire la nuit, a eu cet accident.

— Il se le reproche et veut se punir…

— Et moi, je me blâme de son accident à lui. Cette nuit-là,

un 24 décembre, j'étais à une soirée et il y avait le fils Rockman. C'était la première fois que je le revoyais depuis qu'il m'avait agressée, et j'étais terrifiée. J'ai appelé Edward pour qu'il vienne me chercher, mais quand je l'ai revu, il était dans le coma.

Elle réprima un sanglot.

— Je sais que l'accident a été causé par un autre conducteur, mais je pense qu'il roulait vite. À cause de moi. Et maintenant, même si l'opération réussit, il ne retrouvera que l'usage de ses bras. Il ne redeviendra jamais comme avant par ma faute.

— Non, pas par ta faute. Par celle de ce salopard de Rockman, dit Lukas avec une telle fureur qu'elle se sentit réconfortée. Tu ne méritais pas ça, Oti.

— J'ai accepté ce mariage pour sauver Edward, mais toi, pourquoi m'as-tu épousée ? reprit-elle.

— Ton père a insisté pour consolider notre marché.

— Mais pourquoi as-tu accepté ? Qu'avais-tu à retirer de notre mariage, Lukas ?

— La vérité.

Surprise, elle se dégagea de ses bras pour pouvoir le regarder en face.

— Quelle vérité ?

— La vérité sur ma mère. Je t'ai déjà parlé d'elle, mais je ne t'ai pas parlé de mon père. En fait, il n'est pas mort et je sais qui il est, mais je n'en ai jamais parlé à personne. Ce n'est autre qu'Andrew Rockman, le comte de Highmount.

— Mon Dieu, dit-elle dans un souffle.

— Comme tu dis. Et ils n'ont pas couché ensemble qu'une fois, mais ont eu une liaison qui a duré plus de deux ans. Ma mère était très amoureuse de lui et il prétendait qu'il l'aimait aussi. Il disait qu'il la présenterait à son père quand il aurait fait ses preuves à la tête des affaires familiales, et elle a été assez sotte pour le croire.

La bouche de Lukas était crispée. Oti percevait sa douleur et sa rage.

— Plus tard, il s'est marié avec quelqu'un de plus respectable. Elle a cru qu'il y avait été forcé, mais qu'au fond, c'était elle qu'il aimait. Quand elle est tombée malade, j'avais douze ans ; elle m'a supplié d'aller trouver Rockman pour lui dire qu'elle était mourante. J'y suis allé et il m'a ri au nez.

— C'est horrible !

— Du Rockman tout craché. Et il a traité ma mère de tous les noms, se moquant de sa crédulité. Il ne m'a pas épargné non plus, me disant que j'étais un bâtard, que je ne valais rien, que je n'arriverais jamais à rien, etc. Puis il m'a fait jeter hors de chez lui. Je pense qu'au fond, il ne m'avait reçu que pour se repaître de notre malheur. Par la suite, il a pris plaisir à salir ma mère, tout en affirmant qu'il ne l'avait jamais touchée. Il a prétendu également qu'elle disait qu'il était le père de son fils pour essayer de lui extorquer de l'argent.

— Oh ! Lukas. Et malgré tout, elle l'a aimé toute sa vie ?

— Oui, à l'exclusion de tout autre homme. Et même de moi. Elle a toujours clamé que si je n'étais pas né, elle aurait conservé sa relation avec Rockman.

Oti secoua la tête.

— Tu n'as pas à avoir honte de ton histoire, Lukas. C'est lui qui doit avoir honte de ses actes infâmes.

— Tu te méprends complètement, répliqua-t-il d'un ton âpre, le regard si dur qu'elle en frémit. Je n'ai jamais eu honte. En revanche, depuis cet épisode, je me suis juré de me venger de ce goujat en ruinant sa réputation.

— Est-ce qu'il en vaut la peine ? Tu as réussi brillamment dans la vie, et ce faisant, tu as remporté une victoire sur lui. Pourquoi ne pas simplement tourner la page ?

— Parce que les gens comme les Rockman ne lâchent jamais le morceau. Quand j'ai démarré ma société, il a tout essayé pour me faire capoter. Mais j'ai tenu bon, et je me suis même rattrapé. Lorsque j'ai lancé mon OPA sur Roc Holdings, les gens ont trouvé que je me montrais étonnamment hostile, mais maintenant, tu sais pourquoi.

— Je ne m'en serais jamais doutée, dit Oti, choquée. Et je ne vois toujours pas comment m'épouser pouvait t'aider d'une manière ou d'une autre à parfaire ta vengeance.

— Rockman a pu salir ma mère comme il l'a fait parce qu'il avait des amis bien placés, respectés, susceptibles de confirmer ses dires. Ce qu'ils ont fait, en lui fournissant tous les alibis possibles. Je me suis juré de les faire payer aussi.

— Des amis…

Soudain, les choses se mirent en place dans l'esprit d'Oti. Elle le dévisagea avec horreur.

— Mon père ?

— Ton père est la personne qui aurait pu apporter un peu de paix à ma mère avant sa mort, répondit-il, les dents serrées. S'il avait dit la vérité, s'il avait reconnu que Rockman avait eu une liaison avec elle, mais il a toujours affirmé le contraire, disant qu'elle était mythomane, que Rockman n'avait jamais couché avec elle.

— Mon Dieu, tu dois le haïr presque autant que tu hais ton père, murmura-t-elle. Et il savait que tu étais le fils naturel de Rockman, mais il m'a néanmoins poussée à t'épouser.

— Pouvais-tu t'attendre à mieux de sa part ? C'est bien lui qui a pris le parti de son ami contre toi quand le fils de Rockman t'a agressée ?

Oti se sentit blêmir.

— Cela ne s'est peut-être pas passé… exactement comme ça, protesta-t-elle faiblement.

L'expression dégoûtée de son mari la terrifia.

— Tu lui cherches des excuses ?

— Non, bien sûr que non, répliqua-t-elle.

Mais n'était-ce pas ce qu'elle avait essayé de faire ?

Et si oui, *pourquoi ?*

Déjà, Lukas quittait le lit, et elle devina ce qu'il allait lui dire avant même qu'il le formule. Elle aurait voulu le faire taire, mais elle ne trouva pas les mots pour cela.

— Je n'aurais jamais dû coucher avec toi, surtout après t'avoir assuré que je ne le ferais pas.

— Nous étions deux, murmura-t-elle, la bouche pâteuse.

Comment pouvait-elle renverser la situation ? Comment les ramener à ce qu'ils avaient partagé encore une heure auparavant ?

— Je t'ai avertie que je n'étais pas quelqu'un de bien. J'ai fait du mal à des gens.

— Quoi ? Bien sûr que tu es quelqu'un de bien !

— Tu ne me connais pas du tout, marmonna-t-il, la prenant de court. Tu ne sais pas à quel point les Rockman sont mauvais. Apparemment, tu ne mesures même pas la duplicité de ton père.

— Alors, éclaire-moi…

— L'homme qui a répandu sa semence dans le ventre de ma mère a essayé de me détruire par tous les moyens. Quant à ton père, il prétend maintenant qu'il peut prouver la liaison que Rockman et ma mère ont entretenue pendant plusieurs années. Si c'est vrai, cela prouverait que ma mère croyait vraiment que Rockman l'aimait, et qu'elle ne couchait pas à tort et à travers comme il l'en a accusée. Cela blanchirait enfin sa réputation, Oti. Elle pourrait dormir en paix.

— Et tu crois mon père ?

— Je crois qu'il détient quelque chose. Comme il a toujours veillé à protéger ses intérêts, il s'est certainement assuré d'avoir des preuves dans sa poche arrière, toutes ces années, pour les sortir quand cela l'arrangerait.

D'abord incrédule, Oti se dit en réfléchissant que Lukas avait sans doute raison. Elle s'était toujours demandé quels liens unissaient à ce point son père et le comte de Highmount durant toutes ces années. Elle n'avait jamais pensé qu'ils étaient amis au vrai sens du terme. En effet, son père avait dû garder quelque chose dans sa manche pour s'assurer du soutien indéfectible d'une famille aussi puissante que les Rockman.

— Mais tu ne peux pas espérer qu'il te le dise ? demanda-t-elle. Et trahir Andrew ? Il accorde trop de valeur au nom de Rockman.

Lukas arborait à présent une expression impassible, impossible à déchiffrer.

— C'était une chance que je devais tenter, répondit-il d'un ton neutre qu'Oti détesta. Ton père est pareil à un rat qui cherche toujours le meilleur morceau de fromage. Il va toujours vers le pouvoir et, actuellement, j'ai beaucoup plus de pouvoir que les Rockman. Quel meilleur moyen de s'assurer de son soutien que d'épouser sa fille ?

— C'est lui qui a voulu que je t'épouse, déclara Oti d'une voix tremblante. Tu n'as fait qu'accepter.

— Je n'aurais pas dû. Et pour le moins, je n'aurais jamais dû te toucher.

— Parce que, bien sûr, je n'avais pas mon mot à dire dans cette affaire, rétorqua-t-elle, essayant de rendre sa voix la plus ferme possible.

Il ne parut pas impressionné.

— Le point n'est pas là. Je n'aurais jamais dû te placer dans cette position, pour commencer. Et je n'aurais jamais dû venir ici. C'est ton sanctuaire.

— Je suis heureuse que tu sois là, murmura-t-elle, sachant qu'il ne l'écoutait pas.

— C'est fini, Oti. Je n'aurais jamais dû coucher avec toi. Je t'ai dit que c'était une erreur.

Il se rhabilla et enfila ses chaussures.

— J'ai promis à Clay de vérifier tous les puits des villages environnants, et je devrais être absent du camp pour le reste de cette mission. Notre mariage est terminé, Oti. N'essaye pas de reprendre contact avec moi.

Avant qu'elle puisse dire quoi que ce soit, il partit. Elle voulut le suivre, mais le temps qu'elle s'habille et sorte de la case, il avait disparu.

12.

— Tu n'aurais pas dû venir ici, Octavia, dit Lukas d'un ton crispé, sans même attendre que la porte de son bureau soit refermée. Je crois avoir été clair au Soudan, la stupidité que nous nous sommes permise est terminée. Elle n'aurait jamais dû se produire.

S'il avait espéré que ce mois de séparation l'aiderait à se rappeler les termes de son accord avec l'odieux père d'Oti, il commençait à réaliser combien il s'était trompé. Et il avait toutes les peines du monde à ne pas traverser la pièce pour ramener sa femme dans ses bras.

Là où était sa place.

— Tu as été très clair, oui, mais j'avais besoin de te voir.

Elle se tenait à l'autre bout du bureau, les yeux un peu trop brillants, le visage pâle, et elle luttait manifestement pour ne pas nouer ses mains.

Quelque chose se contracta dans la poitrine de Lukas, mais il ne laissa pas cette chose aller jusqu'à son cerveau.

— Ma secrétaire est à ta disposition. Comme mon chauffeur et la gouvernante. Je ne vois pas quelle demande ils ne peuvent pas satisfaire, à eux trois.

— Je suis enceinte.

Enceinte ?

Il se figea tandis que le mot résonnait dans sa tête. C'était comme si son monde s'était ouvert sous ses pieds et qu'il chutait dans l'espace sans rien pouvoir faire pour s'arrêter.

— Ce n'est pas possible, déclara-t-il brutalement. Un bébé n'a jamais fait partie du plan.

Il s'était toujours juré qu'il n'engendrerait jamais d'enfant. N'importe quel bébé méritait mieux que lui.

— Eh bien, il va falloir que tu t'ajustes, dit-elle avec un grand sourire qui n'atteignit pas ses yeux.

— Nous nous sommes protégés.

— Pas la première fois.

Elle plissa les paupières, mais il vit l'inquiétude qui perçait dans ses prunelles.

Pendant un moment, il ne respira pas. Il ne pouvait pas penser correctement. Ou plutôt, il ne pouvait pas penser du tout. Son cerveau lui semblait plein de brouillard. Il ne revoyait qu'une chose : le visage de Rockman lui prédisant qu'un jour son propre fils le regarderait avec la même haine dans les yeux.

Il s'était juré qu'il ne perpétuerait pas cette lignée au sang souillé.

Et maintenant, Oti était enceinte.

— Il va falloir que tu partes.

— Que je parte ?

Elle fronça les sourcils, l'air blessé, comme s'il la laissait tomber, et il détesta voir cette expression dans ses yeux.

— Je veux dire que tu es libre. Libérée de moi.

Il prononça chaque mot d'un ton mordant, comme si cela les rendait plus faciles à dire.

— Je te délie de notre engagement. Je vais t'accorder le divorce.

— Non…, commença-t-elle, mais il l'interrompit.

— Tu ne manqueras de rien. J'y veillerai. Je m'assurerai que le bébé et toi…

— Notre bébé.

— Pardon ?

— *Notre* bébé, pas *le* bébé.

La poitrine de Lukas se contracta encore plus, mais il était déterminé à ignorer cette sensation.

— Je m'assurerai que le bébé et toi aurez toujours tout ce dont vous avez besoin, reprit-il.

— *Tu es* ce dont nous avons besoin, dit-elle d'un ton désespéré.

— Non. Je ne suis pas quelqu'un dont on peut avoir besoin.

— Tu te trompes ! s'exclama-t-elle. C'est *toi* qu'il nous faut. Seulement toi.

Et constater à quel point il avait envie de la croire l'inquiéta grandement.

— Cette chose entre nous n'aurait jamais dû se produire, dit-il platement de peur de montrer ses émotions et de se trahir. Mais maintenant que c'est arrivé, le mieux que tu puisses faire est de mettre de la distance entre nous. Ce bébé mérite mieux que moi, comme père.

— Comment peux-tu penser ça ? se récria Oti.

— Je le pense parce que je ne suis pas quelqu'un de bien. J'ai passé des dizaines d'années à essayer de fuir cette vérité, mais c'est impossible. Que cela me plaise ou non, je suis le fils de mon père.

Elle traversa la pièce avant qu'il ait enregistré qu'elle avait bougé. Et la main qu'elle posa sur son torse menaça de lui faire tourner la tête.

— Tu n'es en rien comme Rockman, dit-elle farouchement. Tu es un homme bien, Lukas. Un homme généreux.

— Tu ne me connais pas, marmonna-t-il, éprouvant le besoin d'ôter sa main de lui, mais incapable de bouger.

Paralysé.

Son cerveau ne parvenait pas à analyser ce qui se passait.

— Alors dis-moi ce qui m'échappe, demanda-t-elle.

Il sembla à Lukas que plus il perdait le contrôle de lui-même, plus elle gagnait en assurance.

— Parce que, apparemment, je ne vois pas la même chose que toi, acheva-t-elle.

— Tu vois ce que tu as envie de voir.

Il réussit enfin à s'obliger à lever la main pour ôter celle d'Oti de sa poitrine. Mais au lieu de résoudre le problème, il constata qu'il avait froid sans son contact. Et il regretta de ne plus la sentir.

— Non, Lukas, j'ai fini par découvrir la vérité sur toi.

Elle lui décocha un sourire dont il ne put détacher les yeux.

— Tu sais, Edward a fait quelques recherches, depuis son opération, en s'appuyant sur tous ses anciens amis et associés. Il semble que tu sois l'un des philanthropes les plus généreux qui existent. Au fil des années, tu as donné anonymement des millions à quantité d'œuvres caritatives.

— C'est une rumeur.

— Penses-tu que je ne sais pas que c'est toi qui as envoyé tous ces vaccins contre le tétanos à notre camp du Sud-Soudan, en l'espace de quelques semaines ? Ce n'était jamais arrivé. Sans parler des autres médicaments, des nouveaux équipements et même des véhicules neufs que tu as fait expédier.

— Ce n'était pas censé arriver aux oreilles du public, dit-il d'un ton rogue.

— Je ne suis pas *le public,* Lukas. Je suis ta femme. Et je sais que tu es un homme bien.

— Je t'ai épousée parce que je pouvais me servir de toi, Oti. Et de ton père.

Il s'obligea à le dire, même s'il savait qu'il se détesterait d'avoir prononcé ces mots.

— Ce ne sont pas les actions d'un homme bien.

— Si ce n'avait pas été toi, mon père m'aurait mariée à quelqu'un d'autre, nous le savons tous les deux. Et je n'aurais pas eu d'autre choix que d'accepter parce que je devais tout tenter pour faire opérer Edward. Tu m'as sauvée.

Elle parlait doucement, mais avec une telle conviction… Ses paroles le déchiraient plus que l'auraient fait des mots violents.

— Par hasard, pas par volonté.

— Je ne pense pas.

Un autre sourire assassin.

— Tu aurais pu te défiler, mais tu ne l'as pas fait. Je crois qu'au fond, tu savais que j'avais besoin de toi. Et quelque part en chemin, je pense que tu es tombé amoureux de moi.

— Tu te trompes complètement, marmonna-t-il d'un ton dur, reconnaissant à peine sa propre voix. Je ne t'ai jamais aimée.

— Si, tu m'aimes.

— Non, je n'ai jamais aimé personne. Pas même ma propre mère. Je suis tout simplement incapable d'aimer.

Et ceci, au moins, était la vérité.

— Tu as aimé tes parents adoptifs. Tu *es* capable d'aimer, Lukas. Et tu es tombé amoureux de moi, comme je suis tombée amoureuse de toi.

Il eut la sensation que tout son univers implosait. Jamais, auparavant, il n'avait connu une femme comme Oti qui pouvait le dompter d'un seul de ses regards.

Alors, soudain, il souhaita être un homme différent. Un homme meilleur. Le genre d'homme capable de dire les mots que cette femme incroyable, au si grand cœur, voulait entendre. Et de les penser.

Mais c'était impossible.

Il était trop abîmé. Trop ancré dans ses manières de faire.

Il s'obligea à s'éloigner d'elle d'un pas. Puis d'un autre. Il n'était pas l'homme qu'elle croyait aimer. Et certainement pas celui qu'il avait prétendu être au Soudan. Ou le mois qui avait précédé, après leur mariage. Ou même les cinq mois d'avant, depuis la première fois où il lui avait parlé à Sedeshire Hall.

Il était un homme que les gens craignaient, enviaient et à qui ils obéissaient, mais il n'était pas un homme que l'on aimait. Raison pour laquelle personne ne l'avait jamais aimé.

Il était aussi impitoyable et haïssable que son propre père, mais ce n'était pas une surprise ; ils étaient taillés dans la même étoffe pourrie.

Et aucun enfant ne méritait un père comme lui.

Pendant un moment, Oti avait eu le sentiment qu'elle parvenait à toucher Lukas. L'impression que le mur qu'il dressait autour de lui commençait à s'effriter. Mais alors quelque chose avait changé ; il avait cessé de l'écouter et s'était remis à la repousser.

Et maintenant il se tenait à l'écart, si intransigeant et si distant qu'il aurait pu se trouver à dix mille kilomètres d'elle, et non à quelques pas. Quelque chose se fendit en deux dans sa poitrine. Elle craignit qu'il ne s'agisse de son cœur.

— Tu crois que tu me comprends, Octavia, mais tu ne me connais pas du tout, dit-il de ce ton bref d'homme d'affaires qu'elle détestait.

— J'ai passé ces semaines avec toi, jour et nuit, à sauver des vies au Soudan du Sud, dans des circonstances parfois très stressantes. Je pense que je te connais très bien.

— Tu vois ce que tu souhaites voir, répéta-t-il d'un ton mordant. Mais tu négliges le fait que toutes mes affaires, et toute ma vie, ont été bâties sur la vengeance. Pour abattre l'homme qui nous a jetés dans le caniveau comme des ordures, ma mère et moi…

— Tu peux le voir de cette façon, dit-elle, la tête inclinée sur le côté. Mais je ne pense pas que la vengeance soit ce qui t'anime principalement, en réalité.

— Ah non ? Et quelle est ta théorie ?

— Je crois que ce qui te pousse à agir est l'amour, Lukas. L'amour pour ta mère. Et oui, cela signifie que tu hais la façon dont ton père l'a traitée. Mais tu as entretenu cette haine si longtemps, depuis tes douze ans, que tu ne discernes plus la vérité.

— Tu te trompes.

— Je ne pense pas, répliqua-t-elle, déterminée à lui faire admettre son point de vue. Tu es coincé dans cette armure que tu t'es construite quand tu avais douze ans, mais en réalité, elle est devenue trop petite pour toi et tu as avancé, depuis. Tu n'es plus cet homme-là.

Elle voulait absolument qu'il voie en lui-même l'homme qu'elle et tous les volontaires du camp avaient vu. L'homme que la plupart de ses partenaires et employés devaient voir aussi, car elle savait qu'il les traitait bien, s'intéressant à eux, prenant le temps de les écouter. Il était beaucoup plus humain qu'il ne voulait le reconnaître.

Elle décida de prendre un risque. Traversant le bureau pour

le rejoindre, elle leva les bras et posa les deux mains sur ses joues pour le forcer à la regarder.

— Lukas, tu es quelqu'un de bien. Tu veux te montrer implacable vis-à-vis du monde, mais, en réalité, tu te sacrifies pour ceux que tu aimes. C'est comme ça que je sais que tu m'aimes. Tu as sacrifié un moment tes affaires pour venir au Soudan avec moi, juste parce que tu voulais comprendre pourquoi j'aime tant mon travail.

— Je l'ai fait par curiosité.

— Non. Tu te souciais de moi. Tu te soucies toujours des autres, et c'est ce qui fera de toi un bon père. Parce que tu feras toujours passer ton enfant avant tout le reste, comme aucun de nos pères ne l'a fait pour nous. Tu es toi-même, Lukas. Tu n'es pas Rockman. Tu ne l'as jamais été.

Pendant un long moment, il garda le silence et elle n'entendit que le bruit de leur respiration assez rapide. Mais il ne lui ôta pas les mains de ses joues. Et lentement, très lentement, il abaissa son front vers le sien, au point de presque la toucher.

Puis, de manière abrupte, il se redressa.

— Tu décris l'homme que tu voudrais que je sois, Oti. Une version idéalisée de moi. Mais ce n'est pas ce que je suis.

Sa voix douloureuse lui serra le cœur.

— Je suis abîmé et j'abîme les autres, poursuivit-il. Rockman m'a dit un jour que j'allais te détruire comme il a détruit ma mère. Et il a raison. Comment pourrais-je être autre chose avec son sang qui coule dans mes veines ?

— Tu n'es en rien comme lui.

Elle lui frappa le torse de son poing, mais il s'en empara et l'immobilisa. Sa grande main enserrait la sienne, et elle souhaita qu'il ne la lâche pas.

— Je *suis* comme lui. Cela n'a jamais été plus clair que le jour où je t'ai épousée. Je ne t'ai pas choisie simplement pour acheter ton père, je t'ai choisie parce que je pouvais te manipuler, Oti. Je me suis servie de toi.

— Tu oublies aisément le fait que tu m'as laissé le choix, répliqua-t-elle. Personne ne m'a forcée. Tu m'as demandé si je comprenais bien ce que je faisais. Et que dire de moi, Lukas ? Suis-je une mauvaise personne ? Non seulement j'ai accepté de t'épouser, mais encore je t'ai demandé de l'argent.

— Pour une noble raison, pour ton frère.

— Néanmoins, je t'ai utilisé.

Elle fit glisser sa main de la joue vers sa nuque.

— Et, cependant, ce que tu dis, c'est que je ne dois pas être jugée sur une seule action peu honorable. Il en est de même pour toi.

— Tu tords les choses pour les faire coller à tes arguments. Es-tu si aveugle à la réalité ? Je t'ai pourtant montré l'homme que je suis réellement.

— Non, murmura-t-elle. Tu m'as dit qui tu penses être, mais moi, depuis que je te connais, je vois une personne complètement différente. C'est de cette personne que je suis tombée amoureuse. Et c'est cette personne dont mon bébé a besoin comme père.

— C'est un mensonge, Oti. Je ne suis pas taillé pour être un mari, et encore moins pour être un père. Je ne veux pas faire à mon enfant ce que Rockman m'a fait.

— Comme l'abandonner, par exemple ?

Il rejeta brusquement la tête en arrière, les yeux noirs, furieux.

— Je ne suis pas comme lui. Et ce n'est pas la même chose.

— Il y a un instant, tu me disais que tu étais comme lui, répliqua-t-elle. Maintenant, tu dis le contraire. Que faut-il croire, Lukas ?

— Quelle importance ? Tu sembles déterminée à déformer mes paroles, de toute façon.

— Seulement parce que je pense que tu te caches la vérité sur toi-même, et tu ne veux pas voir l'homme bien que tu es devenu en dépit de tout.

— En tout cas, j'essaye de te préserver, Oti.

— En tournant le dos à ton enfant, comme ton père l'a fait ? Quelle est la différence entre lui et toi ?

Il la regarda comme si elle lui avait planté un couteau entre les côtes. Ce qu'elle avait peut-être fait. Mais elle se battait pour son bébé. Pour *leur* bébé. Et si elle devait lui causer un choc pour l'amener à voir la vérité, elle y était prête.

— La différence, c'est que je t'éloigne pour te protéger, reprit-il, bouillonnant de fureur.

— En quoi cela me protège-t-il ?

— Essaye de comprendre. Quand j'abattrai Rockman pour de bon, quand je prouverai qu'il a menti toutes ces années, il voudra se venger. Mais moi, je n'ai rien à craindre. Il y a très peu de chose que l'on ne connaît pas déjà sur moi. Alors à qui s'en prendra-t-il, à ton avis ?

— Tu penses donc que m'éloigner me mettra en sécurité ?

— Exactement. Mais je vous entretiendrai financièrement ; vous aurez tout ce qu'il vous faudra, et je ne rejetterai jamais, jamais mon enfant.

Il marqua une pause, avant de répéter :

— Je veux abattre cet homme. Il *mérite* d'être détruit.

— Je comprends, dit-elle d'une voix douce, son cœur et son âme souffrant pour lui, et surtout pour le petit garçon qu'il avait été. Crois-moi, je comprends. Mais tu as bien conscience qu'en faisant cela, tu te détruiras aussi ?

— Je le sais. Et c'est pour ça que je divorce de toi.

Il se dirigea vers la porte et la lui tint ouverte. Il lui jeta un regard noir.

— J'ai besoin que tu t'en ailles.

— Mais je t'aime, Lukas !

Elle crut le voir hésiter un bref instant, comme si une part de lui souhaitait désespérément la croire, mais qu'il ne pouvait s'y résoudre. Puis il redevint froid, son expression presque hostile.

— Alors crois-moi, Oti, tu es la seule à m'avoir jamais aimé. Et maintenant, va-t'en.

13.

Réfugiée chez elle, Oti regardait fixement dehors. La pluie battait les vitres et le vent sifflait autour de l'immeuble. Une tempête semblable à celle qui faisait rage en elle depuis deux jours, depuis que Lukas l'avait chassée de son bureau.

Elle allait la laisser gronder jusqu'à ce qu'elle s'éteigne d'elle-même. Quand elle finirait par se calmer, elle rassemblerait les morceaux de son cœur brisé et elle irait de l'avant. Elle bâtirait une vie pour elle-même et ce précieux bébé qu'elle portait en elle.

Le bébé de Lukas.

Et peu importait à quel point il lui avait fait mal – elle avait sangloté pendant des heures –, peu importait qu'elle se dise qu'elle était mieux sans lui, elle ne pouvait se résigner à le détester.

Il lui avait fait ce cadeau inestimable, ce qui signifiait qu'elle ne pourrait jamais regretter un instant le temps qu'ils avaient passé ensemble.

Le coup frappé à sa porte la prit au dépourvu.

Se levant du canapé, elle traversa la pièce, et elle sut que c'était lui en tendant la main vers la poignée.

Elle hésita une fraction de seconde, puis referma les doigts sur le métal et ouvrit avec précaution : il était appuyé au chambranle de la porte, et elle ne lui avait jamais vu la sombre expression qu'il arborait.

Qu'il ait l'air aussi tendu et épuisé qu'elle ne la réconforta guère.

Il ne bougea pas, au début, et elle ne parla pas. Puis, sans attendre qu'elle l'invite à entrer, il passa devant elle pour pénétrer dans son appartement. Un peu tard, elle s'avisa qu'elle s'était mise de côté, baissant sa garde. Une erreur qu'elle ne reproduirait pas, se dit-elle.

Son regard de granit sembla la clouer sur place et elle eut l'impression que sa peau se tendait sur ses os.

Elle se fit violence pour revenir au moment présent. Sans savoir comment, elle parvint à commander à ses jambes de la porter loin de lui, comme si la distance physique pouvait protéger son cœur.

— Tu le pensais vraiment quand tu as dit que tu m'aimais ? demanda-t-il.

Elle prit une grande inspiration.

— J'aime l'homme que j'ai vu au Soudan, celui qui était plein de vie et d'entrain. Je n'aime pas cette version de toi, enlisée dans le passé et dans ce désir de vengeance.

Il hocha la tête.

— L'autre jour, j'ai pris contact avec ton frère, Oti.

— Tu as parlé à Edward ?

— Oui. Je lui ai demandé comment il allait après son opération, puis je lui ai dit qu'il allait récupérer sa société.

— Tu vas lui rendre Sedeshire International ?

Elle avait envie d'en savoir plus. Elle avait besoin de comprendre, mais son corps tout entier était comme paralysé. Sa langue était collée à son palais, comme si elle venait de manger un des infects sandwichs au beurre de cacahuètes que son frère aimait tant.

— C'était son affaire, son bébé. C'est son travail acharné qui a fait d'elle ce qu'elle est, et il l'a perdue seulement parce que le conseil d'administration n'a plus eu confiance en lui après son accident. Et parce que votre père est trop faible et trop incompétent pour prendre une décision acceptable.

— Oui, Sedeshire International était le bébé d'Edward, tout comme LVW Industries est le tien, murmura-t-elle.

— Plus maintenant, répliqua-t-il en secouant la tête. Pas maintenant que je sais ce que c'est d'attendre un autre genre de bébé. *Notre* bébé.

Le cœur d'Oti bondit dans sa poitrine. Il avait dit « notre bébé ».

— Et qu'en est-il de la famille Rockman que tu veux détruire ?

— Je pense qu'Edward peut s'en charger. Il s'avère que ton frère les hait encore plus que moi.

— Oui, dit-elle d'une voix douce. À cause de ce qui m'est arrivé. Tu sais, sous de nombreux aspects, nous sommes pareils toi et moi.

Il soupira.

— Tu es la fille d'un comte. Moi, je suis le fils d'une mère célibataire. Je ne pense pas que cela nous rende égaux.

— Nous avons eu tous les deux une mère qui adorait un homme qui ne le méritait pas, indifférente à ses défauts. Une mère incapable de voir la vérité qui l'aveuglait. La seule différence, c'est que tu as vu ta mère vénérer ton père de loin, alors que la mienne vénérait le mien sous mes yeux.

Elle vit son expression tourmentée, mais il serra les mâchoires, inspira et relâcha son souffle.

— Bon. Je dois y aller maintenant.

Elle le regarda, incrédule.

— C'est *tout* ce que tu es venu me dire ? Rien de plus ?

— Rien de plus. Je voulais juste te dire que tu avais raison, dit-il avec réticence. Et te remercier.

— Me remercier ?

— De m'avoir montré une façon d'être différente. D'avoir su voir au-delà de mes démons et discerner ce qu'il y a de bien en moi, peut-être. Si quelqu'un d'aussi gentil et bon que toi peut aimer ne fût-ce qu'un peu de moi, cela me donne de l'espoir.

— De l'espoir ? répéta-t-elle.

— Oui.

Il lui jeta un drôle de regard.

— Quoi qu'il en soit, j'ai fait ouvrir un compte à ton nom. Dis-moi de combien tu as besoin pour toi et pour notre bébé. Je te ferai virer la somme.

— Je ne veux pas de ton argent, Lukas. Je ne veux rien de toi.

Elle n'aurait su dire quelle émotion crispa ses beaux traits masculins. Ou peut-être n'avait-elle pas envie de l'identifier. Cela faisait résonner trop bruyamment dans sa tête ce qu'il lui avait dit : que si elle l'aimait, elle était bien la seule. Ce qui la déchirait, mais la rendait aussi plus déterminée que jamais. Elle refusait de le laisser tout envoyer promener.

— C'est vraiment tout ce que tu es venu me dire, Lukas ? Tu vas ignorer le fait que je t'aime ? Le fait que tu m'aimes ?

— Je ne sais même pas ce qu'est l'amour, Oti. Je le voudrais bien, pourtant. Je voudrais bien être ce genre d'homme. Mais tu n'aimerais pas la tiédeur de ce que j'ai à offrir.

— Tu sais aimer, même si tu es résolu à prétendre le contraire.

— Et toi, tu es résolue à ne pas voir ce que tu as sous le nez, grommela-t-il.

— Tu sais aimer, Lukas. Tu me l'as prouvé plusieurs fois. Seulement tu ne peux pas te résigner à le voir. Mais je peux t'aider… si tu me laisses faire.

Elle le vit hésiter, l'incertitude peinte dans ses yeux gris – ainsi qu'une aspiration à « autre chose » qui la toucha droit au cœur.

Elle le tenait. Pour le meilleur ou pour le pire, elle le tenait. Un sentiment de soulagement et de triomphe la parcourut.

— Je te veux, Oti, de toutes les fibres de mon être, dit-il alors d'un ton farouche. Et je pense que cela existera toujours. Mais je veux aussi le meilleur pour toi et pour notre bébé, et je ne crois pas que ce meilleur, ce soit moi.

Inconsciemment, il baissa les yeux sur son ventre, et elle saisit cette occasion pour franchir la distance qui les séparait. Puis, prenant ses grandes mains dans les siennes, elle les posa sur elle.

— Voilà ce qui est le meilleur pour nous, dit-elle d'une voix douce. Et ce que tu viens de décrire est l'exacte définition de l'amour.

Elle avait l'impression d'avoir le cœur dans la gorge.

— Tu m'aimes, Lukas, et je t'aime. C'est vraiment aussi simple que ça.

— Je ne sais toujours pas ce que c'est qu'aimer, répéta-t-il, mais, cette fois, sa voix était plus douce, et empreinte d'émotion. Je ne sais pas si je peux être ce qu'il te faut.

— Tu le peux. Je sais que tu peux me rendre heureuse.

— Si tu le crois vraiment, alors je veux bien passer toute ma vie à essayer de te donner du bonheur.

Elle tapota sa main toujours posée sur son ventre.

— Qui plus est, tu rendras notre bébé heureux.

Il la contempla un moment sans pouvoir parler. Puis, enfin, il l'embrassa.

Ce baiser l'inonda, sauvage, brûlant, parfait. Elle eut la sensation merveilleuse qu'elle et leur enfant étaient les seules choses qui comptaient pour lui.

Ce baiser disait aussi toutes les choses que Lukas ne pouvait pas encore dire, notamment deux mots : pour toujours. Et quand elle passa les bras autour de son cou pour l'embrasser à son tour, elle se dit, heureuse, que c'était plus que suffisant pour commencer.

Épilogue

Maximilian Charles Woods fit son entrée bruyante dans le monde sept mois plus tard. Un bébé de huit livres qui braillait avec force et paraissait aussi farouchement déterminé que son père l'avait toujours été.

Quand son fils referma ses petits doigts sur le gros pouce paternel, le serrant puissamment, Lukas fut conquis.

Edward, qui était venu à l'hôpital en fauteuil roulant dès que Lukas l'avait appelé, le fut également. Il prit son jeune neveu dans ses bras et le tint contre lui comme il ne l'aurait jamais cru possible neuf mois auparavant.

Plus tard ce soir-là, quand ils se retrouvèrent seuls, leur bébé chéri entre eux, Lukas leva vers sa femme ses yeux gris débordant d'émotion.

— Je n'aurais jamais cru que mon cœur pourrait me paraître si comblé, dit-il d'une voix enrouée.

Elle hocha la tête d'un air solennel.

— Tu nous aimes.

— Je vous aime. Je t'aime, ajouta-t-il comme il l'avait fait si souvent ces derniers mois.

Il l'avait dit avec hésitation au début, puis, comme si cette première fois l'avait guéri de ses doutes, il l'avait répété encore et encore.

Surtout, il avait montré à Oti qu'il l'aimait totalement, et passionnément, chaque jour qui passait. Il s'y était appliqué avec la même fougue et la même concentration qu'il mettait dans tout ce qu'il faisait.

Il s'était révélé un meilleur mari encore que ce qu'Octavia

avait rêvé, et il avait déjà prouvé qu'il ne serait jamais le genre de père que leurs deux pères avaient été.

Max ne manquerait jamais d'amour, et il allait avoir le modèle que Lukas n'avait jamais eu. Oti avait toujours su que son mari la rendrait heureuse, mais elle n'avait pas mesuré à quel point elle aurait le cœur gonflé d'amour pour lui.

— Je n'avais jamais rêvé que je pourrais avoir une femme, une famille, dit-il, émerveillé. Des personnes qui me veulent pour *moi*, pas parce que je suis milliardaire ou chevalier. Tu as su voir au-delà. Tu as regardé au-delà de l'homme brisé que j'étais à l'intérieur, et tu as vu qui je pouvais être.

— Seulement après t'avoir entraîné au bout du monde pour vivre avec toi dans un *tukul*. J'ai vu la version de toi que personne ne voyait jamais.

— Et un bon million de moustiques !

Il sourit et se pencha pour presser ses lèvres sur le front de sa femme.

— Je veux être cette version de moi, pour toi, avec toi et avec notre fils. Je suis comblé. Je n'ai besoin de rien d'autre.

— N'en sois pas trop sûr, dit-elle, la voix vibrante d'amour. J'ai des projets pour toute une bande de petits Woods gambadant partout.

Oti fut fidèle à sa parole.

Deux ans plus tard, ils ajoutèrent une fille à leur famille. Elle naquit moins bruyamment que son frère, mais elle s'empara tout de suite avec force de la vie – et du pouce de son père. Et, deux années après, ils eurent des jumeaux, un garçon et une fille.

Un soir, ils s'étaient confortablement installés dans le salon de Sedeshire Hall, ayant mis toute leur petite famille au lit. Ils avaient également dit bonsoir à Edward, qui habitait dans la tourelle, et au père d'Oti qui vivait dans son propre appartement de l'aile nord. Le comte s'était considérablement adouci avec l'arrivée de ses petits-enfants.

— Il veut faire partie de la vie de Max.

Oti s'était mordu la lèvre inférieure en le disant à Lukas quelques mois après la naissance de leur fils aîné.

— Il m'a demandé de lui laisser une seconde chance, mais je ne sais pas si c'est une bonne idée.

— Que se serait-il passé si tu ne m'en avais pas donné une ? avait répondu doucement Lukas. Je serais resté amer et perdu, ne songeant qu'à me venger et me détruisant par la même occasion.

— Mais maintenant ?

— Maintenant, je suis heureux, satisfait. Je suis comblé par l'amour d'une famille que j'aime, et non plus par mon désir de vengeance contre un homme auquel je n'accorde plus une seule pensée. Comme tu m'avais dit que cela se passerait.

— Alors je devrais lui laisser cette chance ?

— C'est à toi de voir.

Il avait ri et posé un baiser sur ses lèvres. Oti avait soupiré de bonheur et prié en silence que leur fils leur accorde une heure de tranquillité.

— Mais je soutiendrai toute décision que tu prendras, avait ajouté Lukas.

Et il l'avait fait. Ainsi que durant toutes les années qui avaient suivi. Ils s'étaient soutenus et avaient créé ensemble la Fondation Woods qui finançait un grand nombre d'œuvres caritatives, mais offrait aussi des conseils, de l'expérience et des services pour les pays en voie de développement. Cela allait de l'installation de réserves réfrigérées pour stocker des vaccins dans les camps médicaux, à des unités de désalinisation d'eau de mer pour fournir de l'eau potable à des communautés du désert, comme à des projets qui consistaient à planter des arbres dans des parcs ou à aider des enfants s'occupant de leurs parents.

Mais là, alors qu'ils se lovaient l'un contre l'autre, leurs quatre enfants miraculeusement endormis en même temps, Oti leva son visage vers celui de son mari.

— Tu m'as vraiment rendue heureuse, chuchota-t-elle.

— Je t'avais dit que je le ferais, répondit-il en baissant la tête pour l'embrasser.

Ce fut un baiser profond et excitant qui contenait des promesses pour la nuit à venir. Cinq ans après leur premier baiser à l'autel, Lukas avait toujours le pouvoir de lui faire tambouriner le cœur et de la rendre fiévreuse, aspirant à davantage.

Elle lui tapota légèrement le torse.

— Je crois plutôt que c'est moi qui l'avais dit, protesta-t-elle lorsqu'ils s'écartèrent l'un de l'autre.

— Tu en es sûre ? Ce n'est pas le souvenir que j'en ai.

Elle sourit.

— Tu es vraiment le plus horripilant des hommes.

— Oui, je crois que c'est ce dont tu t'es plainte ce matin, avec les jambes passées sur mes épaules.

— Tu es impossible.

Elle lui donna une bourrade tandis qu'il lui décochait un sourire coquin.

— Oui. Et je t'aime, Lady Octavia Woods, comme j'aime notre famille. Mon seul but est de faire de vous tous la famille la plus heureuse du monde. Et c'est toujours ce que je rechercherai.

Il baissa sa bouche sur la sienne et entreprit de le lui prouver jusqu'à ce que les étoiles se mettent à clignoter dans le ciel bleu nuit. Puis, de nouveau, juste avant que le soleil se lève et que le premier de la tribu Woods commence à crier à pleins poumons.

BLANCHE

HARLEQUIN

Leur inoubliable baiser, de Tina Beckett - N°1588

Quinze ans. Voilà quinze ans que le Dr Mysti North n'avait pas remis les pieds à Forgotten Point, le village de son enfance. Quinze ans qu'elle n'avait pas revu Jesse Grove, son amour secret. Le retrouver est un choc pour elle. S'il est devenu papa d'une petite fille, il n'a guère changé, et les sentiments qu'elle éprouve pour lui sont toujours aussi forts que ce soir d'orage où ils ont échangé un inoubliable baiser…

Le médecin du pôle Sud, de Juliette Hyland

Lorsque Helena débarque au pôle Sud, elle ignore encore quelle surprise de taille l'attend. À la clinique de la base où elle officiera comme infirmière, elle est accueillie par le Dr Carter Simpson, son amour d'adolescence ! Or le jeune homme joyeux qui faisait battre son cœur s'est métamorphosé en un homme sombre, avide de solitude. Saura-t-elle gagner sa confiance et surtout lui redonner le sourire ?

Une nouvelle chance de s'aimer, d'Annie Claydon - N°1589

SÉRIE : PROFESSION : SECOURISTES - 1/2

Quel choc pour Miriam de retrouver Rafe Chapman ! Rafe, le grand amour de sa vie, mais aussi l'homme qui lui a brisé le cœur, cinq ans plus tôt, en la quittant sans explication. Alors, quand il lui annonce qu'il s'est porté volontaire pour être médecin dans l'unité d'urgence au sein de laquelle elle est ambulancière, dans le seul but de la reconquérir, elle est déterminée à lui résister…

Rencontre à haut risque, d'Annie Claydon

SÉRIE : PROFESSION : SECOURISTES - 2/2

Bloquée dans un village cerné par les eaux, avec sa sœur sur le point d'accoucher ? Cassandra sent la panique la gagner. Et la présence à ses côtés de Jack Halliday, un sauveteur ayant réussi à les rejoindre malgré la terrible tempête qui se déchaîne au-dehors, ne l'aide pas vraiment. Certes, sa force tranquille lui réchauffe le cœur en ces instants difficiles, mais le fait aussi battre beaucoup trop vite…

Leur mission : sauver des vies.
Leur destin : trouver l'amour.

HARLEQUIN
www.harlequin.fr

BLANCHE

Le trouble d'une infirmière, de Janice Lynn - N°1590

Lucas vient-il vraiment de dépenser une fortune pour obtenir le droit de passer une soirée en sa compagnie ? Face au sourire éclatant de son ex-mari, Emily panique. Elle n'a aucune envie de fréquenter de nouveau celui qui n'a jamais su lui consacrer de temps lorsqu'ils étaient mariés. Pourtant aucun homme, depuis leur divorce, ne lui a fait vivre d'émotions aussi intenses…

La valse du destin, de Leah Martyn

Une simple valse accordée au Dr Daniel Rossi, chef des urgences dans l'hôpital où elle est infirmière, et voilà soudain Lindsey mariée, puis en route pour un idyllique week-end de noces. Que pourrait-elle demander de plus ? Que son nouvel époux parvienne à faire le deuil de son douloureux passé, peut-être. Hélas, au moment où elle doute que ce soit possible, Lindsey se découvre enceinte…

HARLEQUIN

Leur mission : sauver des vies.
Leur destin : trouver l'amour.

HARLEQUIN
www.harlequin.fr